老年照护
图解丛书
——老年"□□"

U0237145

主　审　马学晓

主　编　祝　凯

副主编　吴晓琪　赵春玲

编　者（以姓氏笔画为序）

王荣环（青岛大学附属医院）　　　　时汝梦（青岛大学附属医院）

王　翠（青岛大学附属医院）　　　　吴晓琪（青岛大学附属医院）

王　磊（青岛大学附属医院）　　　　邱贝贝（青岛大学附属医院）

历建伟（青岛大学附属医院）　　　　谷如婷（青岛大学附属医院）

牛　亮（青岛市妇女儿童医院）　　　宋晓宇（青岛大学附属医院）

乌宁高蔓（青岛大学附属医院）　　　张亚楠（青岛大学附属医院）

田文娟（青岛大学附属医院）　　　　张　倩（青岛大学附属医院）

权　琳（青岛大学附属医院）　　　　张　涵（青岛大学附属医院）

成　群（青岛大学附属医院）　　　　陈霞霞（青岛大学附属医院）

曲慧利（青岛大学附属医院）　　　　季向丽［山东大学齐鲁医院（青岛）］

吕丽丽（青岛大学附属医院）　　　　赵春玲（青岛大学附属医院）

刘巧聪（青岛大学附属医院）　　　　赵爱平（青岛大学附属医院）

孙月荣（青岛大学附属医院）　　　　赵　越（青岛大学附属医院）

孙玉会（青岛大学附属医院）　　　　祝　凯（青岛大学附属医院）

苏晴晴（青岛大学附属医院）　　　　贾培培（青岛大学附属医院）

李　丽（青岛大学附属医院）　　　　徐晓波（青岛大学附属医院）

李佳妍（青岛大学附属医院）　　　　徐晓娜（青岛大学附属医院）

李海燕（青岛大学附属医院）　　　　高雅雯（青岛大学附属医院）

时长芳（青岛大学附属医院）　　　　程艳勤（青岛大学附属医院）

人民卫生出版社
·北京·

版权所有，侵权必究！

图书在版编目（CIP）数据

老年"骨"事汇 / 祝凯主编 . —— 北京：人民卫生出版社，2021.5

（老年照护图解丛书）

ISBN 978-7-117-31505-0

I. ①老…　II. ①祝…　III. ①老年人 – 骨损伤 – 防治 – 图解　IV. ①R683.05-64

中国版本图书馆 CIP 数据核字（2021）第 079861 号

人卫智网	www.ipmph.com	医学教育、学术、考试、健康，购书智慧智能综合服务平台
人卫官网	www.pmph.com	人卫官方资讯发布平台

老年照护图解丛书——老年"骨"事汇
Laonian Zhaohu Tujie Congshu——Laonian Gu Shi Hui

主　　编：祝　凯
出版发行：人民卫生出版社（中继线 010-59780011）
地　　址：北京市朝阳区潘家园南里 19 号
邮　　编：100021
E - mail：pmph @ pmph.com
购书热线：010-59787592　010-59787584　010-65264830
印　　刷：北京盛通印刷股份有限公司
经　　销：新华书店
开　　本：710×1000　1/16　印张：13
字　　数：181 千字
版　　次：2021 年 5 月第 1 版
印　　次：2021 年 7 月第 1 次印刷
标准书号：ISBN 978-7-117-31505-0
定　　价：55.00 元

打击盗版举报电话：**010-59787491**　E-mail：**WQ @ pmph.com**
质量问题联系电话：**010-59787234**　E-mail：**zhiliang @ pmph.com**

《老年照护图解丛书》
编写委员会

编委会主任　吴欣娟
编委会副主任　魏丽丽　黄　霞

编　委（以姓氏笔画为序）
朱永洁　刘娅婻　吴欣娟　柳国芳　祝　凯　黄　霞　魏丽丽

编委会秘书组（以姓氏笔画为序）
吕世慧　李　丽　李　霞
总主审　牛海涛
总主编　黄　霞　魏丽丽

分册主编（以姓氏笔画为序）
朱永洁　刘娅婻　柳国芳　祝　凯　黄　霞　魏丽丽

中华护理学会　青岛市护理学会科普委员会　青岛大学附属医院　组织编写

序

　　随着生活水平的提高，人口老龄化已成为我国需要面临和解决的问题之一。据调查，截至 2020 年年底，中国 60 岁以上的老年人达到 2.64 亿，占总人口的 18.7%，其中超过半数患有慢性病。心脑血管疾病、退行性骨关节病、慢性阻塞性肺疾病、糖尿病等疾病的发病率最高，且大多数老年人同时患其中的 2～3 种疾病。重大慢性病过早死亡率在 2015 年高达 19.1%，《"健康中国 2030"规划纲要》提出，2030 年我国平均寿命要提高到 79.0 岁，重大慢性病过早死亡率降低至 13.37%。由此可见，加强老年人常见病、慢性病的健康指导和综合干预，强化老年人健康管理，推动老年人心理健康与关怀服务开展，推动居家老年人长期照护服务发展，是达到纲要要求和健康目标的重要手段。

　　随着身体功能的衰退，老年人对自身的健康状态越来越关注，迫切希望获取自我保健和居家照护等方面知识。互联网时代医学科普宣传中存在大量"害人不商量"的伪科学和"无用也无害"的非科学。由于老年人基础医学知识匮乏，辨别"伪科普"的能力欠缺，所以亟需医学专业人士本着负责、严谨及循证的原则来进行医学科普书籍的策划和编写。

　　《老年照护图解丛书》（以下简称"丛书"）在这样的社会背景和需求之下出版发行，著书目的与《"健康中国 2030"规划纲要》的要求以及老年人的自我照护知识需求不谋而合。丛书共 6 册，包括《老年照护图解丛书——老年养心趣谈》《老年照护图解丛书——健脑不见老》《老年照护图解丛书——老年糖友俱乐部》《老年照护图解丛书——老年护肺宝典》《老年照护图解丛书——老年"骨"事汇》《老年照护图解丛书——老年难言之隐那些事》。丛书由专业医务工作者编写，以心血管系统、神经内分泌系统、呼吸系统、运动系统、泌尿生殖系统的常见疾病为主要内容，用深入浅出的语言，结合漫画及图解的形式详细介绍老年人在居家生活、防病治病、自我照护以及他人照护等方面应该注意和掌握的方式、方法。丛书知识全面，图文并茂，指导具体，内容贴合我国的社会发展现状，表现形式符合老年人的阅读习惯，让老年朋友能从中获取健康的生活理念、积极的生活态度和科学的照护知识。《老年照护图解丛书》是一套真正切合老年人照护需求的科普知识宣传教育书籍，在提高老年人健康素养，推进老年人居家照护等方面必将发挥重要的影响和作用。

感谢丛书作者们积极响应国家政策要求，不忘医者初心、牢记健康使命，在进行繁重的医学研究、临床实践以及护佑生命工作的同时把医学知识科普化、通俗化，惠及公众。感谢他们为实现全民健康，提升全民健康素养做出的贡献。

是为序。

中华护理学会理事长　吴欣娟
2021 年 1 月

前　言

　　我国是老年人人口最多、老龄化速度最快的国家,人口老龄化是 21 世纪中国的基本国情,已成为全社会要共同面对并解决的问题。2019 年《健康中国行动(2019—2030 年)》提出围绕疾病预防和健康促进两大核心,逐步实现以治病为中心向以人民健康为中心的观念转变,同时提出全社会应进一步关注和提升老年人的健康素养。随着年龄的增长,身体功能逐渐进入衰老阶段,表现在代谢、内分泌等各方面,其中运动系统的变化较为明显。国内相关调查显示,我国大多数老年人有一定的保健意识,但医疗知识相对匮乏,在健康行为上容易盲从。鉴于此,亟需推出一本适合老年人群的骨科医学科普图书。

　　本书运用对话体、自述体、漫说体等写作手法,以幽默简洁的语言,运用故事、趣闻、常见误区解答等为引线,将医学与文学、医学与艺术、医学与人文相结合,图文并茂,语言简练、生动,采用原创手绘配图和生动活泼的形式进行科学阐述,直观、精美、浅显易懂。让老年人在轻松愉快的氛围中,学习掌握自我照护、防病保健知识。

　　本书共六章,第一章老年人运动系统的变化,对身体运动系统的主要组成部分进行简单阐述,使读者更直观地了解自身身体结构特点;第二章老年人日常居家照护,阐述老年人生活中常见的运动系统相关疾病的易患因素和防范措施,使其知晓如何防未病;第三章老年人骨科损伤的日常照护,阐述老年人易损伤的部位、诱发损伤的不良生活习惯和行为、损伤后的紧急处理等,使其知晓如何防未病、治欲病;第四章老年人骨科疾病的日常照护,将老年人常见的、典型的门诊就诊病例和住院病例呈现出来,重点教会老年人如何识别常见病的表现,治疗过程中如何配合等,使其知晓如何治已病;第五章老年人如何做好骨骼保健,简要阐述老年人居家运动康复、养生保健等方法,从而达到有病治病、无病强身的科普目的;第六章纠正老年人思想误区,对常见误区进行辟谣、解答,避免讳疾忌医,错过最佳治疗时机。

医学科普是一个非常浩大而漫长的工程,医学的技术和业务日新月异,使得科普内容也需要不断地推陈出新。本书在编写过程中,本着科学性、通俗性、可读性的原则,试着用一些常见的自然现象去解析人体病理生理规律,难免有不妥之处,恳请读者谅解。

祝　凯

2021 年 1 月

|目　录|

一、"从骨至筋"——老年人运动系统的变化

从古至今，人类之所以能够屹立于这复杂的生态环境中经久不衰，是因为人体各个系统相互协作、配合默契、各司其职，"从骨至筋"的运动系统在其中发挥了不小的作用。随着年龄的增长，人们的身体机能逐渐进入衰老阶段，表现在代谢、内分泌、发育等各方面，其中运动系统的变化较为明显。我们身体的运动系统会发生哪些变化呢？下面就让我们一起探寻人体运动的奥秘吧！

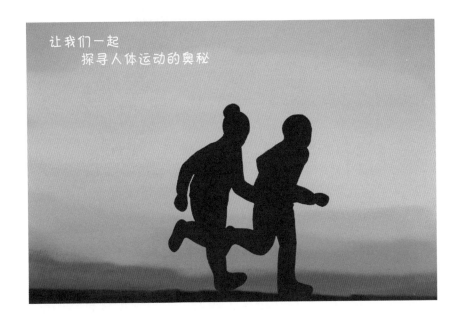

（一）"钢筋水泥"——骨骼的生理变化

人体是由各种组织、器官组成的一个复杂的有机整体，如果将人体比喻成房子的话，那骨骼就是钢筋水泥，它通过与关节、韧带、肌肉等相互连接，对人体起着支撑、保护和运动的功能，随着年龄的增长，"钢筋水泥"可能会出现变质、松动等情况，"房子"的稳定性就会受到影响。

1. 老年人骨骼组织的变化

骨骼有两种不同形态,分别是骨表面的骨密质和骨内部的骨松质。骨密质可以增加骨骼坚硬度,骨松质可以减轻骨骼的重量。

骨密质:在骨表面,非常致密、坚硬,且抗压、抗扭曲的能力很强。

骨松质:在骨内部,由许多交织成网的骨小梁组成,骨小梁呈坚硬的蜂窝状结构,与骨骼的代谢有关。

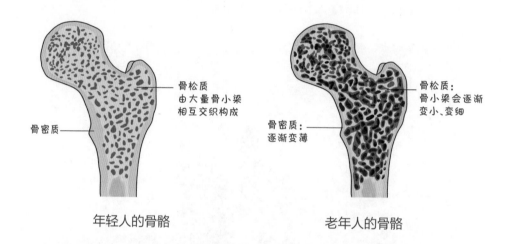

年轻人的骨骼　　　　　　　　　　老年人的骨骼

随着年龄的增加,骨密质会逐渐变薄,骨小梁会逐渐变少、变细,像海绵一样疏松多孔,容易折断,这就是我们常说的骨质疏松。

老年人骨骼的抗压、抗扭曲能力下降,脆性增加,往往轻微的碰撞或跌倒就可能导致骨折的发生。

2. 老年人钙代谢的变化

人体 97% 的钙储存于骨骼,如果将骨骼比喻成木桶,骨骼中的钙就像木桶里的水,处于吸收和流失的动态平衡中,随着年龄的增长,钙的流失超过钙的吸收,钙代谢容易出现负平衡,骨钙含量就会相应降低。

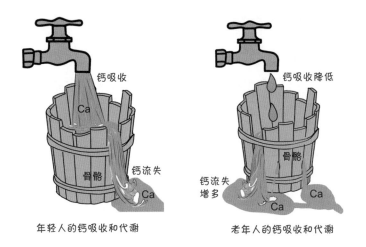

年轻人的钙吸收和代谢　　　老年人的钙吸收和代谢

老年人的钙代谢变化 1

　　老年人基础代谢率低,对钙的吸收率一般在 20% 以下,加之日常户外活动量减少,维生素 D 缺乏,进而影响钙的吸收,导致血钙下降;绝经后的妇女雌激素分泌降低,会导致血钙下降。血钙下降会刺激甲状旁腺激素分泌增加,导致骨钙脱落流入血液以补足血钙,从而导致老年人骨钙含量减少。

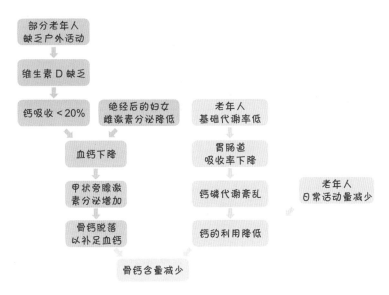

老年人的钙代谢变化 2

3. 老年人维生素 D 代谢的变化

维生素 D 可以促进胃肠道对钙和磷的吸收,增加骨钙含量,达到骨的钙化。维生素 D 的摄取主要通过摄入富含维生素 D 的食物和阳光照射获得。

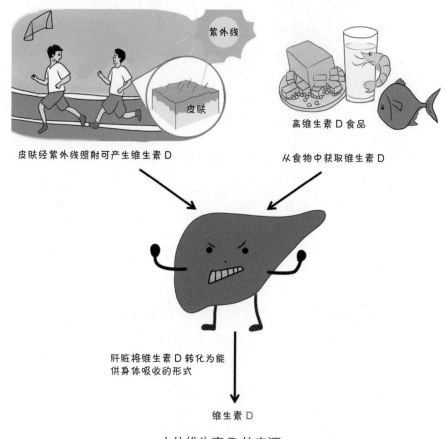

人体维生素 D 的来源

老年人不爱或不能进行户外活动,导致皮肤制造的维生素 D 产量减少(老年人皮肤制造维生素 D 的能力是年轻人的 1/4)。同时肝脏将维生素 D 转化为能供身体吸收形式的能力减弱,导致体内可利用的维生素 D 缺乏。

国际骨质疏松基金会推荐,面临骨质疏松风险的人以及所有 60 岁及以上的人都需补充维生素 D。

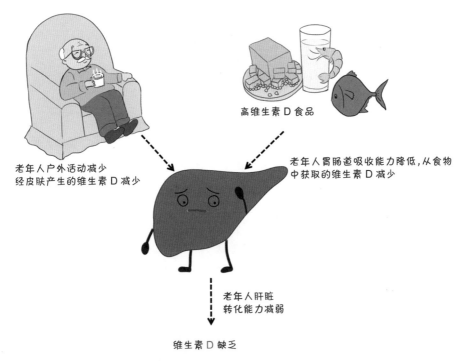

老年人户外活动减少
经皮肤产生的维生素 D 减少

高维生素 D 食品

老年人胃肠道吸收能力降低,从食物中获取的维生素 D 减少

老年人肝脏
转化能力减弱

维生素 D 缺乏

老年人维生素 D 代谢的变化

4. 老年人激素水平的变化

对于成年人,男性的睾酮和女性的雌激素对维持正常的骨小梁和骨皮质很重要,起着促进生成新骨质的作用。睾酮促进成骨细胞分化,雌激素具有抑制破骨细胞的作用,还可以拮抗甲状旁腺激素对骨的吸收作用。正常人破骨细胞的骨吸收、破坏作用和成骨细胞的骨形成作用交替进行,维持骨量的平衡。

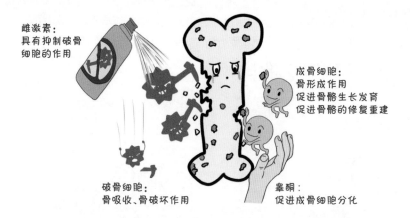

雌激素：
具有抑制破骨
细胞的作用

成骨细胞：
骨形成作用
促进骨骼生长发育
促进骨骼的修复重建

破骨细胞：
骨吸收、骨破坏作用

睾酮：
促进成骨细胞分化

中青年人激素水平对骨骼细胞的影响

　　随着年龄的增长，男性睾酮水平下降，成骨细胞活力不足，成骨细胞的骨形成作用逐渐减弱，而甲状旁腺激素则呈上升趋势，造成骨钙流失；绝经后的女性雌激素水平下降，抑制破骨细胞作用的能力减弱，破骨细胞活跃，同时拮抗甲状旁腺激素对骨的吸收作用也减弱，形成负平衡，因此激素水平的变化与中老年人原发性骨质疏松症的发生、发展密切相关。

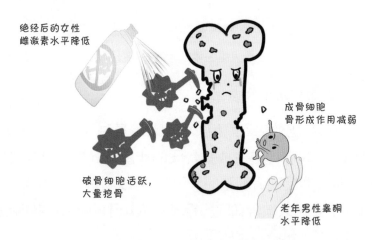

绝经后的女性
雌激素水平降低

成骨细胞
骨形成作用减弱

破骨细胞活跃，
大量挖骨

老年男性睾酮
水平降低

老年人激素水平对骨骼细胞的影响

（二）生命之柱——脊柱的生理变化

1. 脊柱的概述

在生活中，人们常将一个组织的重要力量称为中流砥柱，在人体中，脊柱就是"中流砥柱"，它位于人体背部的正中央，上连颅骨，中连肋骨，下连骨盆，就是人们常说的"脊梁骨"。它支撑着整个身体，关联着四肢和五脏六腑，环绕包裹着大量神经、血管，其中任何一个部分出现问题，都会给人体带来巨大伤害，因此，脊柱又被称为"生命之柱"。

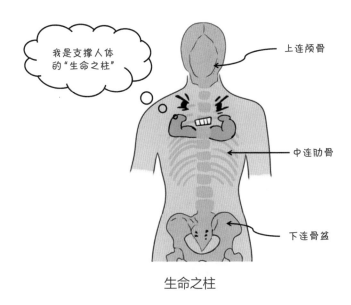

生命之柱

2. 脊柱的组成

脊柱由 26 节椎骨和它们之间的椎间盘组成，像竹子一样，是分节段的，但是比竹子灵活，脊柱的每节椎骨可以分别进行前、后屈伸和左、右旋转运动。人体之所以能够如此的灵活自如，前俯后仰、左顾右盼也都是通过脊柱从中调节。

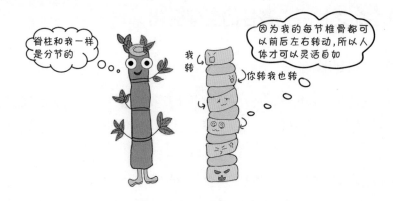

脊柱的组成

脊柱的每一节椎骨两边都分布着神经,像脊椎上放出的"风筝线",末端控制着五脏六腑。如果"风筝线"受到挤压、刺激,或者太松、太紧,所对应的五脏六腑就会发出警告,表现出疼痛、麻木、无力等。

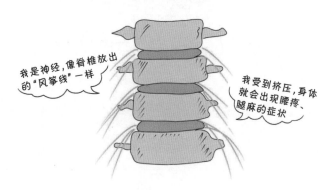

神经的分布

3. 脊柱的变化

成年人的脊柱并不是笔直的,而是有曲线的,从前后看像一条直线,从左右看它的身姿就美多啦,它有四个生理弯曲,呈 S 形,使人体保持着平衡,还可以缓冲人体在运动时对脑和内脏的震荡。

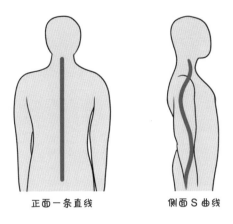

正面一条直线　　　　　侧面 S 曲线

脊柱的正常形态

　　但脊柱的 S 形曲线并非一成不变,随着年龄的增长,颈椎和腰椎的前凸会减轻,导致脊柱弯曲变形,造成驼背;随着年龄的增长,脊柱也可能变脆、变"糠",甚至被折断,所以它也是需要被呵护的。

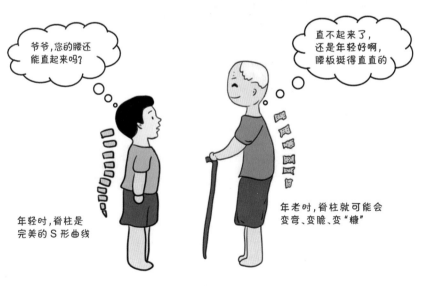

脊柱形态的变化

（三）屈伸达人——关节的变化

1. 关节的概述

关节是骨与骨之间的一种连接方式，属于骨连接的一种形式，可以协助骨骼完成屈伸和旋转等运动。要过好眼前，要踏向远方，不仅需要矫健的四肢，还需要关节的屈伸自如。门可以开关，需要仰仗合页或滑轮，否则它跟一面墙没有任何区别。如果没有关节，我们的身体和一根棍儿可能也没有区别。

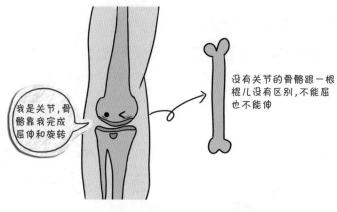

关节的自述

生命在于运动，而关节的主要作用就是实现运动，我们人体的一举一动都离不开关节，因此想要能屈能伸，活动自如，就需要好好保护我们的关节。人体可以旋转、跳跃、起身、摇头，"左手右手一个慢动作"，都是需要脊柱和关节之间的高难度配合才能完成的，想做下面这些动作，没有关节是万万不能的！

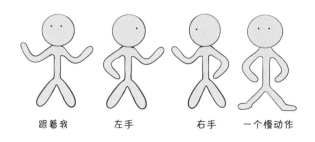

跟着我　　　左手　　　右手　　　一个慢动作

关节与运动

2. 关节的变化

人们常把关节比作"轴承",可以帮助人体灵活地完成各种动作,同时还要承受身体之重,抵御外界压力。随着年龄的增长,老年人关节遭受各种打击及摧残,会慢慢磨损退化,形成关节炎,出现关节疼痛、关节活动受限、关节畸形肿胀、肌肉萎缩等情况。

关节炎就是我们通常所说的关节退变,很多的关节炎和人体老化有关联。人体就像一部机器,在使用的过程中,机器部件逐渐老化并产生磨损,机器齿轮的咬合变得不紧密,齿轮间的摩擦缺乏润滑,机器部件逐渐被锈蚀,使用过程中会发出吱吱嘎嘎的响声。

小贴士

关节一般由关节面、关节囊和关节腔三部分构成。关节面是相邻骨的接触面,上面覆盖着一层光滑的软骨,可减少运动时的摩擦,软骨有弹性,还能减缓运动时的震动和冲击。关节囊是一种坚韧的结缔组织,把相邻的两块骨头紧紧相连。关节囊外层为纤维层,内层为滑膜层,滑膜层可分泌滑液,减少运动时的摩擦。关节腔是关节软骨和关节囊围成的狭窄腔隙,正常时只含有少许滑液。

3. 膝关节的概述

膝关节，是关节家族中最大、最复杂的成员，也是人体最大的承重关节，正常人的膝关节可承重 35 千克。膝关节承担了负重和运动两项重任，既支撑身体重量，又要帮助身体完成跑、跳、上下楼梯、蹲起等屈伸活动，由于被使用的频率太高，所以发病率也较高。

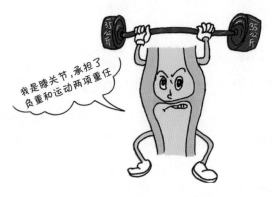

膝关节的承重

老年人如何判断自己的膝关节是否出现了问题呢？其实膝关节只要出现响声，就意味着关节面已经开始老化了。我们可以通过上下楼梯自测膝关节的寿命。若仅是下楼梯膝盖疼，膝关节寿命还有十年；如果上下楼梯膝盖都疼，膝关节寿命就只剩五年了！

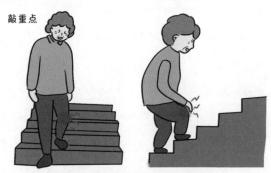

仅是下楼梯膝盖疼：膝关节寿命还有十年
上下楼梯膝盖都疼：膝关节寿命只剩五年了！

膝关节寿命

4. 膝关节的三层保险

为了应对各种不测,身体为膝关节"买了三层保险",分别是润滑液、耐磨材料和支撑系统。

第一层保险:润滑液——关节滑液

您听过指甲划过黑板的声音吗?那种声音听起来让人觉得十分难受。如果骨头与骨头直接接触,那感觉会更难受,活动时来回摩擦,骨头可能会像粉笔一样越来越短,疼痛不适也会接踵而来。这时关节的第一层保险——润滑液就派上用场了。关节腔就像一个密闭的容器,里面装满了润滑液,是一个天然的"液压系统",可以起到减小冲击力的作用,从而保护膝关节。

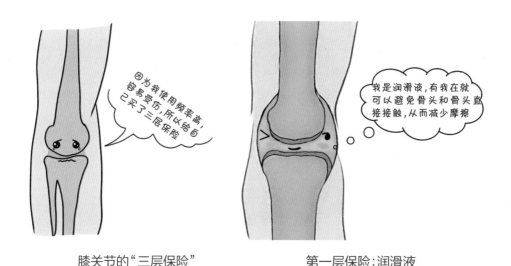

膝关节的"三层保险"　　　　　　　　第一层保险:润滑液

第二层保险:耐磨材料——半月板和关节软骨

随着年龄的增长,膝关节会逐渐退变,体内的润滑液越来越少,因此第一层保险也就越来越心有余而力不足,膝关节的第二层保险——半月板接下润滑液手中的接力棒,继续完成保护膝关节的任务。

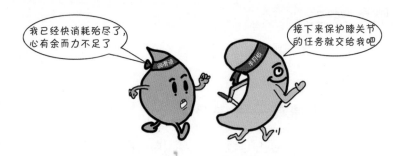

润滑液和半月板的"接力赛"

半月板,顾名思义,是一个半月形的纤维软骨,个头虽小,弹性却大,它就像机器轴承中的垫片,可以分散压力、分散负荷,对力量起着缓冲、减震的作用;而且它也有润滑的作用,能减少骨头与骨头之间的摩擦,从而保护膝关节。

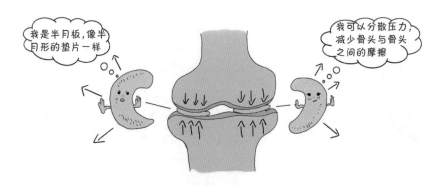

第二层保险:半月板

第三层保险:支撑系统——韧带和肌肉

日积月累,铁杆都能磨成针,而膝关节承受的压力更是一波接一波,第二层保险——半月板日日磨损,终究也会变薄,所以保护膝关节的接力棒交给了第三层保险——韧带和肌肉。韧带和肌肉成了保护膝关节的最后一道防线。

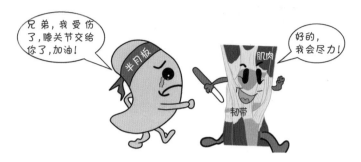

半月板和肌肉/韧带的"接力赛"

韧带像弹力绷带一样保护在膝关节的四周,维持着膝关节的稳定性。眼睁睁看着前两层保险阵前失守,于是韧带伙同肌肉通过各种后天的训练来增加力量,保证它们能够持续发力,完成保护膝关节的使命。

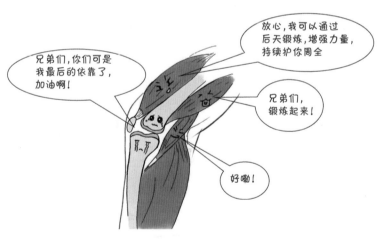

第三层保险:肌肉和韧带

温馨提示　即使膝关节有三层保险护身,但是时光可以打磨一切,因此想要时光不老,机体不散,大家要多多爱护膝关节,且行且珍"膝"。

(四)小小受气包——椎间盘的变化

椎间盘是脊柱的重要组成部分,它的外观就像一个"灌汤包",髓核类似"包子馅",位于中央稍偏后,是富含水分和胶冻样物质的软组织,具有良好的弹性和收缩性。纤维环类似"包子皮",是围绕髓核的多层纤维软骨环,坚韧并富有弹性。椎间盘个头虽小,弹性却很大,确保脊柱能像一个大弹簧一样保护身体免受损害。椎间盘被夹在两个椎体之间,常年饱受上下椎体挤压之苦,因此得名"受气包"。

虽然椎间盘被称为"受气包",但它也毫不抱怨,上下椎体挤它,它就通过变形将压力平均分到各个方向,从而保护自身不被挤破。如果给椎间盘的压力超过了它的承受能力,那就彻底惹怒了它,将满肚子"汤汁"喷溅出来,压迫、刺激到神经,出现相应支配区域痛不欲生的情况,也就是人们常说的"椎间盘突出症"。

随着年龄的增长,椎间盘不再像年轻时那样水嫩可爱,水分逐渐流失,肚里的"汤汁"变得稀少,释放压力的能力也大不如从前,希望主人能够好好呵护它,尽量不长时间给它太大压力,不然它小小的身躯可能会早早退变,不能继续为主人的身体解忧了。

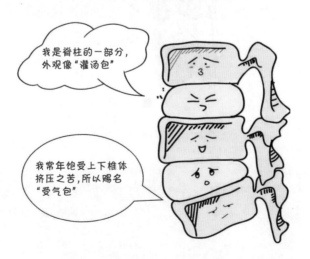

"小小受气包"——椎间盘

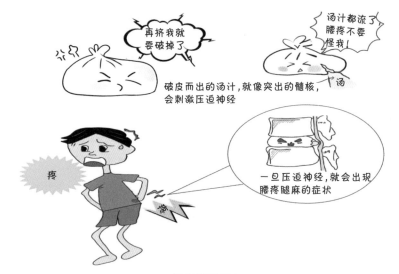

椎间盘突出

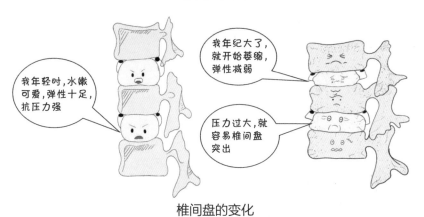

椎间盘的变化

小贴士

椎间盘是连接两个椎体间的纤维结构,是保证椎体运动的软组织。全身共23个椎间盘,由髓核和纤维环构成。椎间盘可以承受身体的重力,吸收震荡,减缓冲击,保护脑组织,类似脊柱之间的弹簧垫。当身体猛烈地变换体位、弯腰或过度劳损时,均可引起纤维环破裂,髓核突出,临床上称为椎间盘突出。

（五）关节的护卫士——肌腱和韧带的变化

肌腱经常被老百姓称为"筋"，是一种坚韧而又不可塑的带状结构。它连接着肌肉和骨骼，是肌肉两端的爪牙，像狗皮膏药一样牢牢地扒着骨头不放，骨肉之所以不分离全都仰仗它。

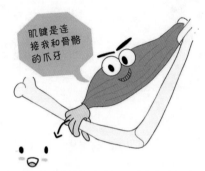

肌腱和韧带 1

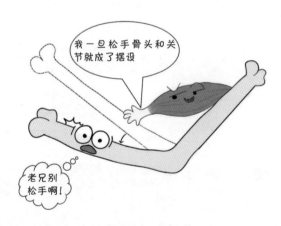

肌腱和韧带 2

韧带属于致密结缔组织，位于关节腔周围的称囊外韧带，位于关节腔内的称为囊内韧带，位于关节囊上的，也就是关节囊纤维层增厚部分称为关节囊韧带，像弹力绷带一样，紧紧地包裹着关节，维持关节的稳定性。

前面的关节这么牛，但若没有肌肉的收缩和肌腱的牵拉，它照样无法工作。若不是因为肌腱和韧带结实又有弹性，关节运动起来就会左右摇摆不稳定。如果人们不爱护韧带，把它惹急了，它一旦放手，那么骨头和关节就像皮影失去了操作手，成了摆设。

随着年龄的增长，老年人的肌腱和韧带会逐渐老化，弹性减弱。伴随着衰老，肌腱细胞功能下降，肌腱适应能力逐渐减弱；衰老期的肌腱形态、超微结构及组成发生一定的变化，从而在一定程度上降低了肌腱的功能。

小贴士

肌腱由坚韧的胶原蛋白纤维组成，是一种坚韧而又不可塑的带状结构，将肌肉与骨骼连接起来，当肌肉收缩变短时，通过肌腱牵拉骨骼一起运动。跟腱是人体最粗大的肌腱，连接小腿后方的肌肉群到跟骨，是人类行走、奔跑、攀登等运动不可缺少的组织。

二、老骥伏枥、安全为上——老年人日常居家照护

人至老年,各项体能下降,虽然夕阳无限好,但不得不承认,黄昏已至。"执子之手,与子偕老"寓意牵着彼此的手一起终老,是一种古老而坚定的承诺。然而我们老去的速度远远赶不上骨骼老去的速度,我们引以为傲的筋骨,远不像我们想象的那样坚韧,在不经意间便会受到伤害,老骥伏枥、安全为上,老年人的骨骼逐渐脆弱,想要执骨之手,与骨相伴,安全度过一次又一次的伤害,老年人日常居家防护成了日常生活的重中之重。

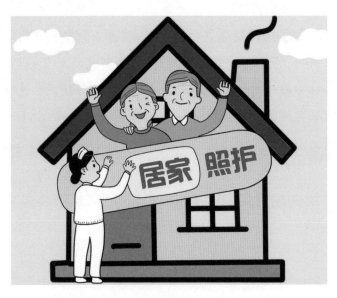

居家照护

(一)居家日常防跌倒照护要点

每晚七点,刘奶奶领着她的舞蹈队会准时出现在小区的广场上,成了小区一道炫丽的风景线,这里充满了烟火气,不需要动作规范,不需要舞技高超,高兴或者不高兴了,都可以进场尽情舞动一番。可是

今天的广场上却少了刘奶奶的身影。听说刘奶奶在今天午睡后起床时不小心跌倒，摔成骨折，住进了医院。

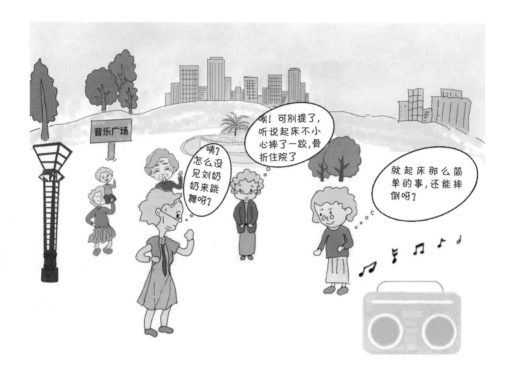

　　类似的老年人居家跌倒的事件报道比比皆是，我国 60 岁以上的老年人 55.17% 的跌倒发生在家中，往往因为一时疏忽造成了严重甚至不可挽回的后果。在跌倒的老年人中有 40% ~ 70% 会发生伤害，需要进行医疗处理。

　　1. 引起跌倒的原因有哪些

　　跌倒是老年人慢性致残的第三大原因，跌倒后不仅可能造成四肢的损伤，也可发生严重活动障碍，对老年人来说后患无穷。俗话说，知己知彼，百战不殆，知道了容易导致跌倒的因素，才能做好防范，那么哪些因素会引起跌倒呢？

　　(1) 服用容易引起跌倒的药物；

药物类别	代表药物		导致跌倒的原因
1. 镇静催眠药（苯二氮䓬类药物常见）	长效	地西泮注射液 10mg、地西泮片（安定）2.5mg、氯硝西泮片 2mg	抑制中枢神经系统，可产生嗜睡、头昏、乏力、共济失调（人体平衡失去控制，表现为姿势、步态和语言障碍）等不良反应。长效、高剂量药物比短效、低剂量药物更易增加跌倒风险
	中效	艾司唑仑片（舒乐安定）1mg、阿普唑仑片 0.4mg	
	短效	咪达唑仑注射液 5mg	
2. 抗高血压药	特拉唑嗪胶囊 2mg、氯沙坦钾片 50mg		降压时引起人体血流动力学的改变，导致体位性低血压，产生嗜睡、头晕、晕厥等中枢神经系统症状
3. 降血糖药	格列吡嗪片 50mg、瑞格列奈片 0.5mg、胰岛素制剂		引起低血糖，不同程度影响患者意识、精神、视觉、身体平衡等
4. 抗心绞痛药	硝酸甘油片 0.5mg、单硝酸异山梨醇酯（20mg、60mg）		因扩张血管，导致体位性低血压，出现头晕、眩晕等，身体失去平衡而跌倒
5. 抗精神病药	氯丙嗪注射液 50mg、氟哌啶醇注射液 5mg、氟哌啶醇片 2mg		因阻断黑质—纹状体通路的 D2 受体，使胆碱能神经的功能占优势，导致锥体外系反应，患者身体平衡失去控制
6. 抗抑郁药	阿米替林片 25mg		阻断 α1 受体引起体位性低血压、头晕，阻断 H1 受体引起镇静、嗜睡，阻断 M 受体引起视力模糊等，这些不良反应导致患者跌倒
7. 抗癫痫药	苯妥英钠片 0.1g、丙戊酸钠片 0.2g、卡马西平片 0.1g		抑制病灶神经元的异常高频放电和异常放电的扩散，易发生昏睡、眩晕以及共济失调等不良反应，影响平衡功能和步态
8. 利尿药	氢氯噻嗪片 25mg、呋塞米片（速尿）20mg		因机体短时间内丢失大量电解质和水，引起血容量降低，出现眩晕、头昏、站立行走不稳而跌倒
9. 镇痛药	吗啡注射液 10mg、哌替啶注射液（度冷丁）50mg		兴奋延脑催吐化学感觉区及增加前庭器官的敏感性，引起眩晕、恶心、呕吐，还可扩张阻力血管和容量血管，血压下降，引起体位性低血压，表现为昏沉，步态不稳

易引起跌倒的常见药物

(2) 衰老引起肌无力、关节松弛；

(3) 心脑血管疾病引发头晕；

(4) 地面光滑、光线暗、穿鞋不当、家具摆放不当；

(5) 原发疾病如脑卒中（中风）等导致步态异常。

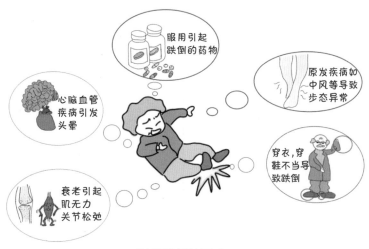

引起跌倒的因素

小贴士

　　服用安定等镇静药物、降压及降糖药物期间,体位改变时动作要缓慢;纠正不想麻烦别人的心理,行动不便时,不可逞强,需要及时得到家人支持。

2. 预防跌倒的照护方法

　　想必在日常生活中,许多人都有在久坐、久躺、久蹲后突然起身,出现眩晕、眼前发黑的情况吧,这就是跌倒的原因。下面告诉大家几个居家防跌倒小妙招,希望能够帮助大家调整生活习惯,做到更有效地预防跌倒。

圆木滚动下床小方法

　　首先在床上采取圆木滚动的方式翻身至俯卧位,而后一侧脚触地,双手撑于床上与触地的脚一起用力缓慢站起,在此过程中,把另一脚也放于地板上,直至人体直立,完成下床。俯卧式下床这种方式的好处在于：减少腰部疼痛和恐惧，减轻脊柱椎体间的压力，减轻腰部肌肉负荷。

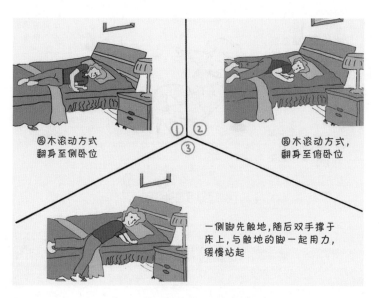

圆木滚动下床方法

下床三部曲

（1）平躺 30 秒：睡醒后，人体由抑制状态转入兴奋状态需要一个过程，睡醒之后先不着急起身下床，睁大眼睛，看看天花板，让自己完全清醒，伸伸懒腰平躺 30 秒；

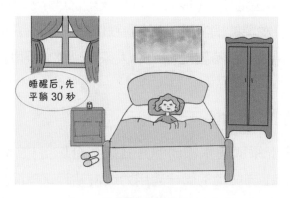

下床三部曲 1

（2）坐位 30 秒：慢慢起身，床上静坐 30 秒，此时可以抬抬胳膊、耸耸肩，然后将双脚移至床沿；

（3）站立 30 秒：慢慢起身站立，三思 30 秒。此时如果头脑清晰，反应正常，无不适感觉，就可以开始您的正常工作和生活了。

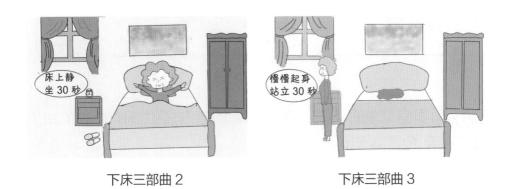

下床三部曲 2　　　　　　　　　下床三部曲 3

居住环境

（1）照明：家中的照明要适当，太亮易刺眼，太暗看不清。

（2）地面：家里地面保持平整，水渍及时擦干，避免滑倒。

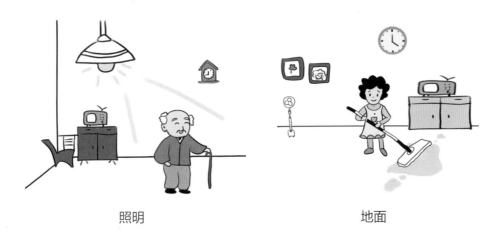

照明　　　　　　　　　　　　地面

（3）空间：楼梯过道不要堆放太多杂物，家具位置尽量不要随意挪动，以免老年人不熟悉环境，电线不要散落在地，避免绊倒。

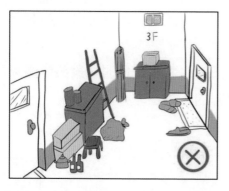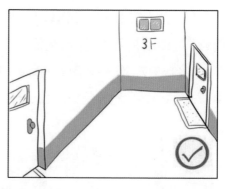

空间

（4）厨房卫生间：是最易发生跌倒的地方，卫生间有条件的建议设置扶手，放置防滑垫。

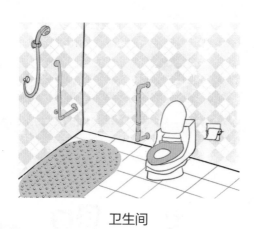

卫生间

着装要求

老年人穿衣以轻、软、稍宽大、对襟的为宜，裤子宜选用松紧带做裤腰的，不可过大、过长，这样既舒服，穿脱也方便。选择舒适及安全性高的鞋子，尽量选择粘扣固定、透气合脚的鞋，鞋底不仅要轻，还要防滑有弹性，少穿拖鞋和高跟鞋。

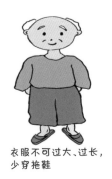
衣服不可过大、过长，
少穿拖鞋

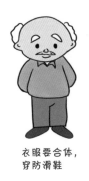
衣服要合体，
穿防滑鞋

着装

小贴士

　　根据数据统计，1/3 的 65 岁以上的老年人每年发生跌倒一次或多次，其中 80 岁以上老年人占了一半以上，在老年人跌倒中 40% ～ 70% 会引起伤害，10% ～ 11% 有严重伤害，5% 可造成骨折，超过 90% 的髋骨骨折是由跌倒引起的，即使接受最好的治疗，也只有 25% 的患者能够康复，50% 的患者终身依赖拐杖或助行器。所以老年人一定要三思而后行，谋定而后动。

（二）冰雪天气外出防跌倒秘籍——企鹅走

　　北方的冬季，白雪皑皑，银装素裹，在我们抬头望天，欣赏雪花飘舞的同时，可别忘记危险在悄悄逼近！一不留神，脚下一滑，就是一个大马趴或是一个屁股蹲。特别是老年人本身就行动迟缓，冬天衣服穿得又格外多，走起路来显得更加笨拙，稍有不慎就容易滑倒，老年人跌倒后最易导致骨折，也可诱发其他老年病。雪天出行，如何保证安全成了困扰老年人的烦心事。

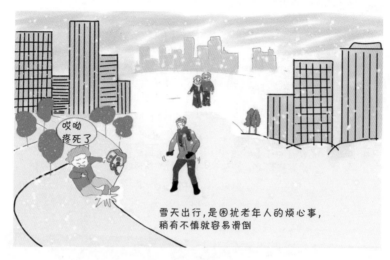

雪天出行

大家不禁要问了,呆萌的企鹅君天天在冰面走路,怎么也没见它摔倒过?究竟企鹅君走路有什么技巧呢?今天我们就一起揭秘企鹅君的"企鹅走"吧。

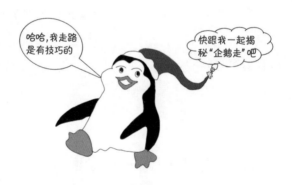

企鹅君

企鹅走关键步骤:走路时身体略向前倾,身体重心落在前脚掌;两脚分开,与肩同宽;双臂放身体两侧,轻度外展;膝关节微屈,轻度外八字;小步伐,慢行走。注意力集中很重要!企鹅走"三字经",让您冰雪天气不发愁:身前倾,膝微屈;脚分开,外八字;保重心,在脚下;手臂伸,在两侧;短步幅,慢步走;注意力,要集中;保平衡,慢慢走。

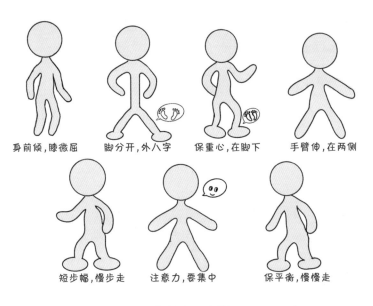

身前倾,膝微屈　　脚分开,外八字　　保重心,在脚下　　手臂伸,在两侧

短步幅,慢步走　　注意力,要集中　　保平衡,慢慢走

企鹅走三字经

防跌小贴士

地面湿滑需警惕,避开行走无过失;

雨雪天气地面滑,以免摔倒地上爬;出门要穿防滑鞋,防滑企鹅有妙招;

双脚要做外八字,双臂要往外侧展;膝盖稍微向前屈,左右摇摆保重心。

(三)日常生活中哪些"化骨水"容易伤骨

相传,江湖上有一种神奇的物质——"化骨水",它能把人类的血肉之躯和最坚韧的兵器化于无形。生活中有这样的"化骨水"吗?还真有!生活中为了追求口感刺激,我们经常会喝几杯"化骨水",这种水若摄入过多,会影响体内钙质的吸收和利用。人体骨骼的强壮在很大程度上取决于钙磷水平的平衡,长期过量饮用"化骨水"会造成骨量的丢失和骨质疏松的形成。

生活中的"化骨水"有哪些呢

酒　酒精会使骨骼中的钙、镁等营养物质流失,减少骨生成,同时增加跌倒的风险,大量酒精摄入还易造成人体内维生素 D 代谢紊乱,易发生骨质疏松。

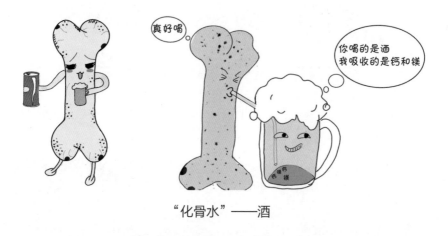

"化骨水"——酒

碳酸饮料　长期饮用含磷酸的碳酸饮料,磷酸可以和钙形成不溶性的磷酸钙,从而影响钙吸收,使骨骼矿物质含量流失,造成骨质疏松。

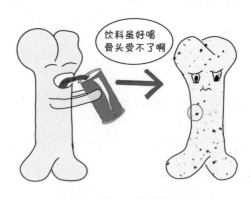

"化骨水"——碳酸饮料

咖啡　当身体每天消耗超过 330mg 咖啡因时,患骨质疏松症的风险会相应增加。这是因为咖啡会减少钙的吸收,而且使尿钙和粪钙排泄增加,从而对钙平衡产生不利的影响。因此减少咖啡摄入量也可以预防中老年人骨质疏松。

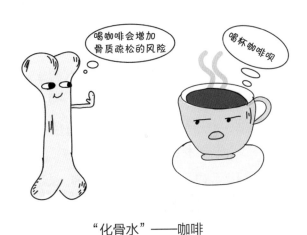

"化骨水"——咖啡

浓茶　浓茶会减少钙的吸收,而且使尿钙和粪钙排泄增加,造成骨钙流失,易发生骨质疏松。

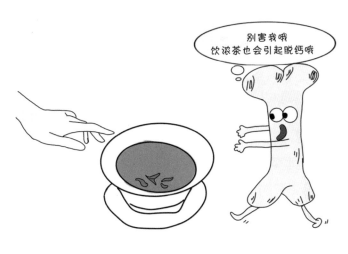

"化骨水"——浓茶

（四）哪些习惯性动作最伤骨

如果人体是一座大楼，骨骼就像是钢筋水泥，大楼结不结实，与骨骼健康息息相关，俗话说"人老骨先衰"，想长寿就要先养好骨，然而生活中有很多不良的姿势会对骨头造成损害，日积月累就会加速骨骼老化，不仅影响美观，还会诱发很多健康问题，下面这些不良姿势您中招了么？

低头玩手机伤颈椎　电子产品的出现给人们生活带来了便捷，同时也成为颈椎的最大"杀手"。低头玩手机时，颈椎往往承受着更重的头部重量，肩颈部肌肉变得紧张，韧带过度拉伸，颈椎的曲度消失变直，引起疼痛、眩晕、四肢麻木等症状。

温馨提示：低头玩手机不应超过 15 分钟，长期伏案工作者工作 1 小时最好起来做一下颈椎运动。

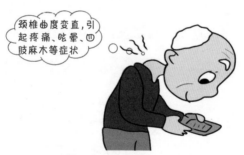

温馨提示：低头玩手机不应超过 15 分钟，长期伏案工作者工作
一小时最好起来做一下颈椎运动

"葛优躺"伤腰　《我爱我家》中葛大爷的坐姿可谓是风靡全国，看似慵懒的背后，其实是最伤腰的，在这种坐姿中，后背是悬空的，受力点在肩部和腰部，长时间保持这种坐姿，会使肌肉和韧带变得疲劳，诱发腰痛和腰椎间盘突出。

温馨提示：正确的坐姿是腰背挺直，休息时腰后最好加个靠枕，利于腰部放松。

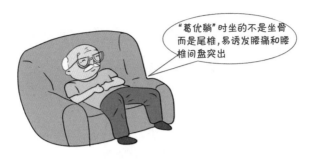

温馨提示：正确的坐姿是腰背挺直，休息时腰后最好加个靠枕，利于腰部放松

　　蹲跪姿势伤膝　膝关节是人体最大的承重关节。平躺时负重为零，站立时负重是体重的 1 倍，跑步时要承受体重 4 倍的重量。最易让膝关节受伤的姿势是蹲和跪，此时它的承重量为自身体重的 8 倍。还有一些不正确的运动姿势，例如打太极拳时膝关节屈曲的角度过大、蹲马步时膝关节的角度超过脚尖，都会引起膝关节的损伤。

　　温馨提示：老年人尽量少做蹲和跪的动作，减少膝关节的压力。

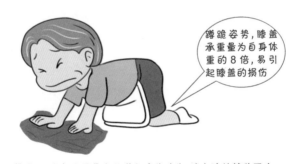

温馨提示：老年人尽量少做蹲和跪的动作，减少膝关节的压力

　　跷二郎腿，毁全身骨头　都说"一胖毁所有"，其实习惯性跷二郎腿才是真的毁所有。跷二郎腿时骨盆歪，腰椎也歪。人若常跷二郎腿，就会给颈、背、腰等部位造成持续性压力，时间一久易引起脊椎劳损、变形，甚至可能导致腰椎间盘突出。

　　温馨提示：保持正确坐姿，如果非要跷，时间不要超过 10 分钟。

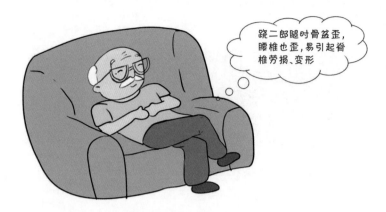

跷二郎腿时骨盆歪，腰椎也歪，易引起脊椎劳损、变形

温馨提示：保持正确坐姿，如果非要跷，时间不要超过10分钟

（五）回头不易，且睡且珍惜——落枕的照护要点

生活中您是不是也偶有这样的情况，一觉醒来，突然发现脖子疼痛、僵硬、不舒服，不能转动，这时，"众里寻他千百度，蓦然回首，那人却在灯火阑珊处"这优美的诗句，对您来说变成了悲凉。"落枕"找上了门，您再也回不了头，看不到灯火阑珊处的他，回头不易，且睡且珍惜。

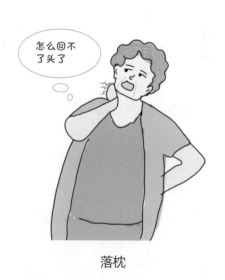

怎么回不了头了

落枕

落枕又称为"失枕"，是颈部软组织常见的损伤之一，主要是由于夜间睡眠姿势不良，头颈部长时间处于过度偏转的位置，睡觉时颈部受凉；肩关节过度使用或外伤；或者因枕头不合适（过高、过低、过硬），使头颈部处于过伸或过屈状态，造成了颈部一侧肌肉过度紧张，使伤处肌筋气血运行不畅，主要表现为颈部疼痛不适、活动受限。发病的特点多

为入睡前没有任何症状,晨起后自觉颈背部酸痛、活动受限。

1. 日常生活中如何预防落枕

落枕是一种较常见的颈部疾病,药物治疗无明显效果,采取一些简单措施可以很好地预防。那日常生活中我们要怎样预防落枕呢?

日常保护颈部:避免颈部外伤,注意颈部保暖,避免颈部长时间暴露于寒冷的空气中或者温度很低的空调房中。

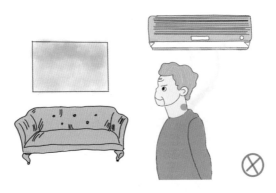

预防落枕 1

注意睡眠姿势:睡觉姿势一般以仰卧和侧卧为主,不要俯卧,俯卧会使头颈极度扭向一侧,加重颈部肌肉的痉挛和僵硬。

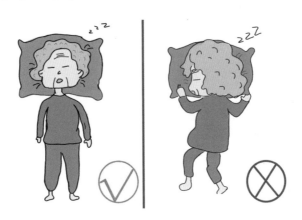

预防落枕 2

选用合适枕头：枕头不宜过高或过低。仰卧时等于一只拳头的高度，侧卧时等于一侧肩膀的宽度。

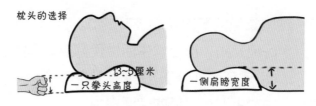

预防落枕 3

颈部放松运动：伏案性质的工作，持续 1 小时左右，建议做做颈部各个方向的活动。可自己用双手按、揉、捏、拿、搓颈部，以放松紧张的肌肉为目的，力量适中；还可双手十指交叉，向后抱住头颈部，头颈用力向后挺，抱住头颈的双手用力抵抗，反复练习 30 次。

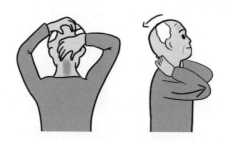

预防落枕 4

维持良好姿势：坐位工作或娱乐时，切勿过度低头、含胸或"葛优躺"，否则会给颈椎带来过大的负荷，时间长了会导致损伤。

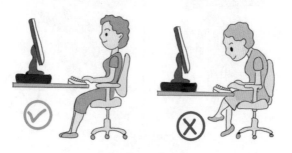

预防落枕 5

2.高枕并非无忧——老年人如何选择枕头

选择一个合适的枕头,才能拥有一个高质量的睡眠和健康的身体,那合适的枕头该如何选择呢?

睡高枕相当于低头工作,长此以往,颈部的韧带和肌肉发生劳损,易导致椎间盘突出,出现头昏、眩晕、四肢疲软无力,严重者还会导致大小便失禁甚至瘫痪。另外,使用高枕头睡觉时,还会阻碍血液向脑部的供应,导致脑部供血不足,起床后仍然感到疲乏无力。

枕头太高了不行,那么睡低一点的枕头,甚至不枕枕头睡觉是不是对颈椎好呢?也不是!过低的枕头会让头部过分后仰,牵拉颈前部肌肉,引起疲劳、痉挛或疼痛,容易出现落枕,甚至使颈椎病进一步加重。所以无论选择什么样的枕头,都应该保持颈部的正常生理弯曲。

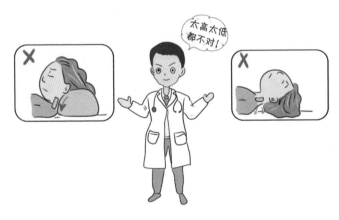

高低枕都不对

下面就教大家如何正确选择枕头:

高度:仰卧时等于一只拳头的高度,侧卧时等于一侧肩膀的宽度。

长度:最好比肩宽,长度不小于 45 厘米,宽度不小于 30 厘米。

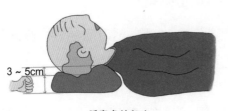

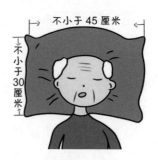

枕头高度

枕头长度

材质:一般建议选择填充物柔软、透气好的材料。

形状:中间低、两端高的元宝形为佳。

枕的位置:枕头边缘与肩部齐平,注意,枕头枕的是颈部跟头部,并非只枕头部。

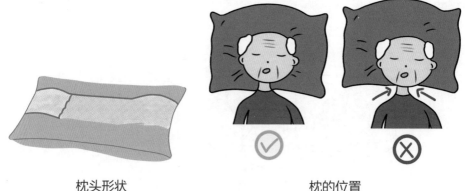

枕头形状

枕的位置

3. 落枕后的照护

很多人都有落枕的经历,有的人落枕了自己活动一下就好了,有的人按一按、揉一揉,结果越按越疼。其实方法不对,可能会让疼痛加重,甚至引发不良后果,那么落枕后应该怎么做才能更快恢复呢?

减少活动:落枕后,不要强迫自己活动颈部,以不引发或加重疼痛为准。

热敷:用热毛巾或热水袋,敷在疼痛位置,可以起到放松肌肉、减轻疼痛的作用,但要注意热水的温度,防止烫伤。

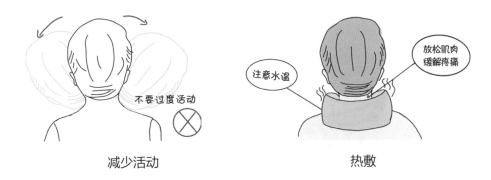

减少活动　　　　　　　　　　　　热敷

按摩:立于落枕者身后,用一指轻按颈部,找出最痛点,然后用拇指从该侧颈上方开始,直到肩背部为止,反复按摩2～3遍,再以空心拳轻叩按摩过的部位,重复2～3遍。

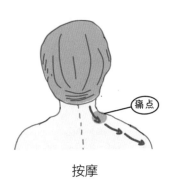

按摩

止痛药和理疗:如果疼痛严重,可以涂抹软膏或红花油缓解疼痛,或者用红外线灯照射止痛。

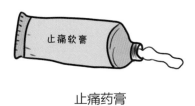

止痛药膏

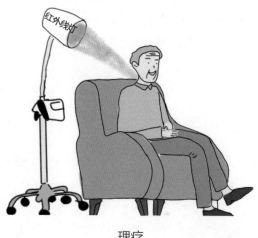

理疗

小贴士

　　如果您经常落枕，或者落枕后长时间不好，或者除了脖子不舒服以外，出现肩膀、胳膊疼痛、麻木或者走路不稳等症状，一定及时到医院检查，排除颈椎病的可能。

（六）勿做驼背人

　　小区里年纪相仿的李大爷和张大爷，年轻时意气风发，气宇轩昂，俩人不分伯仲，是小区有名的帅小伙。可现如今，张大爷依旧神采奕奕，身板挺直，健步如飞。而小两岁的李大爷就显得有点老态龙钟了。弯腰驼背、头发花白常被认为是老年人的形象，在很多人眼里，上了年纪出现驼背是再平常不过的事情，也不拿驼背当事，殊不知这是个认识误区，驼背有危害！

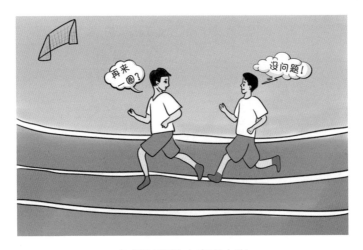

年轻时期的小李和小张

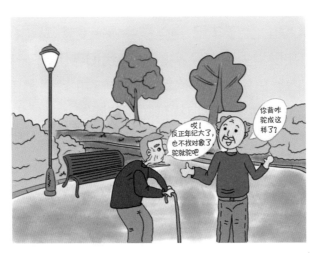

老年时期的李大爷和张大爷

1. 驼背的危害有哪些

驼背是一种比较常见的脊柱畸形，它不像高血压、糖尿病、心脏病等对身体健康影响明显，所以不会引起大家的重视。驼背是渐进的，不易察觉，开始时不在意，一旦形成则很难纠正。轻度驼背除形象不佳外，一般没有明显影响。当驼背严重时，不仅体型难看，行走不便，还会压迫内脏，影响心肺功能，引起腰背酸痛和头颈不适等症状。

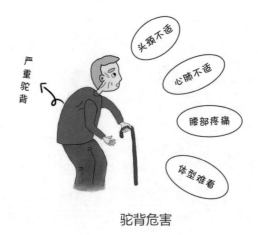

头颈不适

心肺不适

严重驼背

腰部疼痛

体型难看

驼背危害

2. 如何预防驼背

在很多人眼里,上了年纪,身体就会慢慢变矮,背也会驼了。事实上,如果我们在日常生活中保养得当,当我们老了,不一定会驼背,即便是有轻微驼背,日常生活中尽早采取措施,也可以矫正和防止驼背进一步加重。日常生活中该怎样预防驼背呢?

(1)饮食:多食含钙量高的菜品,适当补充钙质。如各种豆制品和豆类,每天喝一瓶牛奶、一碗豆浆等。勿过量饮酒、咖啡、碳酸饮料等。

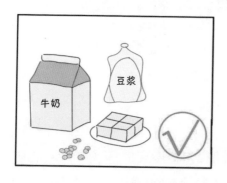
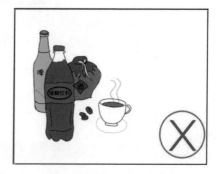

宜食高钙食品,勿饮酒、咖啡、碳酸饮料等

(2)生活习惯:人到老年,身体功能下降,腰背部肌肉的强度和弹性下降,变得松弛,容易形成驼背。老年人不要久坐,而且要保持良好的坐姿,建议每坐1小时站立活动5分钟。行走时不要把双手放在背后,反背手走路,因为背手走路时头会不知不觉低下来,易引起驼背。

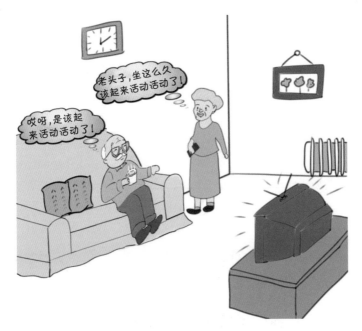

勿久坐

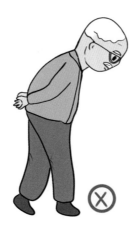

勿背手行走

（3）床与枕头的选择:建议选择硬板床,选床垫按照3∶1的原则,例如床垫厚度为9厘米,手压下陷3厘米,这样的床垫比较合适。枕头高低适宜,平躺时,支撑头的地方压缩后,大约是一个拳头高度（5～7厘米）,支撑脖子的部分,要再高3～5厘米;侧睡时,支撑脖子的部分,最好和一侧肩膀的宽度等高,以保持人体脊柱处于正常的生理状态。

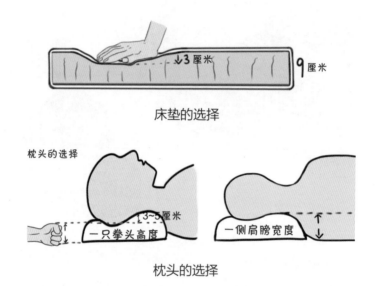

床垫的选择

枕头的选择

（4）加强运动锻炼:运动锻炼时,骨骼的血液循环会得到良好的改善,有利于增强骨骼抵抗折断、弯曲以及扭转方面的性能,从而预防老年性骨质疏松,防止驼背。

3. 怎样矫正驼背——驼背矫正操

驼背发生时间较久者,除一般的运动外,还需要做专门的矫正体操,以帮助牵伸已经缩短的肌肉韧带,调整躯干肌群的不平衡,加强伸背和挺胸肌群的力量,纠正脊柱的姿势性弯曲。

（1）端坐或站立,双手横持体操棒或长度超过肩宽的棍棒,放在肩背部,挺胸抬头,感到肩背部肌肉酸胀即停,每日早晚各做1次;

（2）坐在靠背椅上，双手抓住臀部后的椅面两侧，昂首挺胸，每次坚持 10 ~ 15 分钟，每日做 3 ~ 4 次；

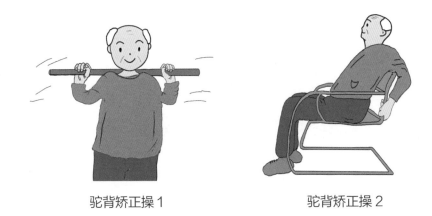

驼背矫正操 1　　　　　　　　　驼背矫正操 2

（3）仰卧床上，在驼背凸出部位垫上 6 ~ 10 厘米厚的垫子，全身放松，两臂伸直，手掌朝上，两肩后张，保持仰卧 5 ~ 10 分钟，每日做 2 ~ 3 次。

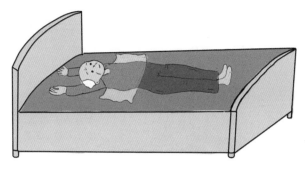

驼背矫正操 3

（七）一跷毁所有——跷二郎腿的危害

很多人只要在椅子上坐下，很自然地就会跷二郎腿，觉得两条腿搭在一起很舒服，如果您也认为这样很舒服，那我可以负责任地告诉您，赶紧纠正自己的坐姿，不然有一天您会被二郎腿打倒的。

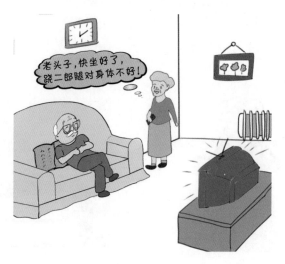

跷二郎腿

跷出来的危害

1. 静脉曲张

跷二郎腿时,两侧膝盖受力不同,下肢血管受到压迫,就类似一条水管,中间被捏扁了,下面的水流就慢了,最后导致管路不通,即下肢血液循环障碍,最终导致静脉曲张。

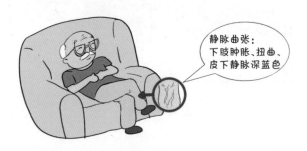

静脉曲张

2. 骨关节炎

老年人软骨磨损本来就很厉害,跷二郎腿时使关节长期保持一种扭曲的状态,增加膝关节内的结构压力,使软骨磨损更加严重,增加患骨关节炎的风险。

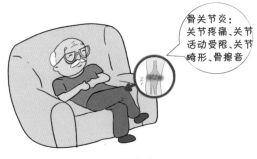

骨关节炎:
关节疼痛、关节活动受限、关节畸形、骨擦音

骨关节炎

3. 骨盆变形

人体的脊柱是"S"形,跷二郎腿时一侧骨盆会悬空,重心形成了偏移,导致骨盆受力不均,而骨盆与脊柱、大腿骨等骨骼连接,长期下来,骨盆变形了,其他相关的骨骼也会受到影响。

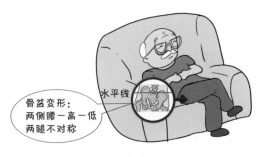

骨盆变形:
两侧腰一高一低
两腿不对称

水平线

骨盆变形

小贴士

如果您喜欢跷二郎腿,请注意:

把握时间,不要超过 10 分钟;保持正确坐姿,常起来活动,双腿交替。如果不能完成跷二郎腿的动作,可能患了"臀肌挛缩症",一定及时就医。

（八）老年人腿部保养秘籍

所谓"树老根先枯，人老腿先衰"，我们的腿就如同大树的根一样，支撑着身体的重量，承担着身体的压力，也承担了大部分的人体运动。腿好，身体的这棵大树才会根基稳固，枝繁叶茂散发生机。每天的行走、慢跑等运动都离不开腿部的健康，若没有坚强的骨骼做支撑，很难实现健康行走。那我们该如何保养我们的腿呢？

1. 日常生活中如何保养腿部

（1）年轻时不穿秋裤是您对冬天最后的倔强，年老时腰酸腿疼就是身体对您最后的反抗。老年人健康更为重要，平时应该多注意腿部保暖，避免受凉。

（2）之前说过，肥胖不但是美的天敌，也是膝盖的天敌，而膝盖对于腿绝不亚于美对于您的重要性，因此控制体重，避免超重才能越来越美。

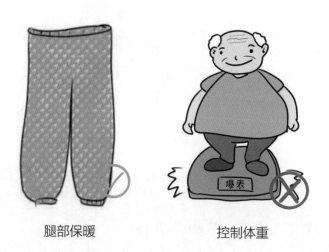

腿部保暖　　　　　　　控制体重

（3）保护了膝盖也就是保护了腿的精髓，所以平时应注意少蹲、少跪、少久站久坐。

（4）对自己好一点，对自己的腿也好一点，不要过度疲劳，尽量避免外伤。

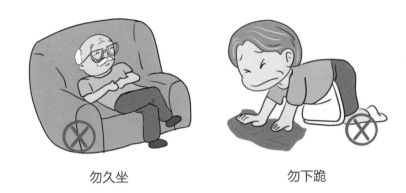

勿久坐　　　　　　　　　　勿下跪

（5）平时注意对腿的养护，奠定好根基，日常可以对腿部进行按摩。用双手紧抱一侧大腿，稍用力从大腿向下按摩，一直到足踝，然后再从踝部按摩至大腿根，用同样的方法按摩另一条腿，重复10 ~ 20次。

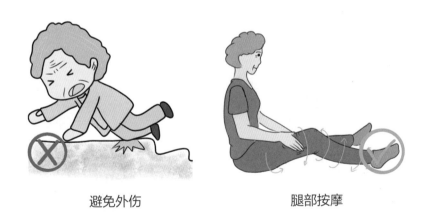

避免外伤　　　　　　　　　　腿部按摩

（6）每天睡前用温度适宜的水泡脚，促进腿部血液循环。

（7）多晒太阳，多锻炼，促进钙的吸收，有效防止骨质疏松。

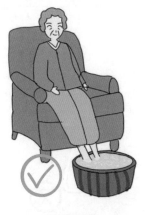

睡前泡脚

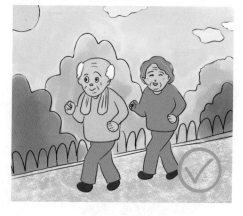

户外运动

2. 腿部小锻炼

不管是年轻人还是老年人，只要两个星期不动，腿部力量就会减弱三分之一，所以经常运动是非常重要的。好腿是练出来的，做好以下小锻炼，赐您一双"绝世好腿"。

（1）扶椅背站立，一侧小腿抬起，保持姿势 5 秒，左右交替；

（2）坐位，靠在椅背上，一侧膝关节保持伸直状态，维持 5 秒，左右交替；

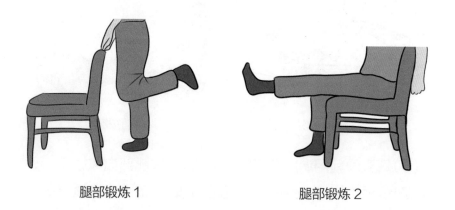

腿部锻炼 1　　　　　　　　　　腿部锻炼 2

（3）靠墙蹲，两脚分开，与肩同宽，脚后跟与墙面间隔 15 厘米，缓

慢下蹲,注意膝盖不要超过脚尖,大腿和小腿的夹角不小于90度,能坚持多久做多久;

(4)双手扶椅背,向前抬起一条腿,另一条腿弯曲下蹲,只需蹲下几厘米,身体的重心落在支撑脚的脚后跟而非膝盖,保持5秒,左右交替。

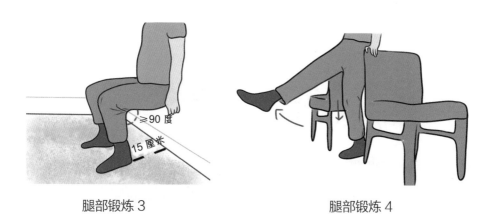

腿部锻炼 3　　　　　　　　　　　腿部锻炼 4

(九)足跟痛的照护要点

千里之行,始于足下,漫漫人生路,我们靠着一双脚风雨兼程走天涯。足跟是人体承受压力最大和最久的部位,很多老年人都有足跟痛的毛病,严重影响了生活质量。

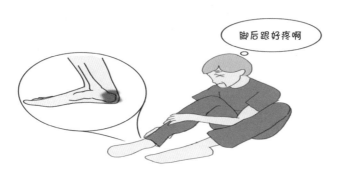

脚后跟好疼啊

足跟痛

1. 日常生活中怎样预防足跟痛

教您几个生活小妙招,让您在日常生活中摆脱足跟痛所带来的苦恼:

(1)减少负重运动;

(2)注意足部的防寒保暖;

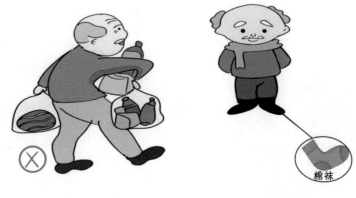

勿负重运动　　　　　　　　　足部保暖

(3)平时注意调节饮食和养成良好的生活方式;

(4)选择合适的鞋子,少穿比较坚硬的皮鞋,多穿舒适的布鞋。

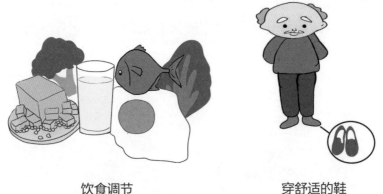

饮食调节　　　　　　　　　穿舒适的鞋

2. 如何缓解足跟痛

其实,困扰我们的正是这个"痛"字,教您一些小方法来缓解疼痛,减少足跟痛的困扰。

(1)热敷法:每天早晚用热水泡脚 15 ~ 20 分钟,同时双脚相互摩擦运动,可以促进血液循环,减轻疼痛;

(2)按摩法:用拇指挤压足底,顺时针和逆时针交替按摩,每次 10 ~ 20 分钟,每天 4 次;

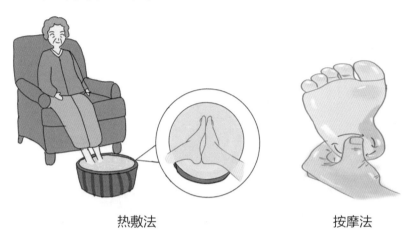

热敷法　　　　　　　　　　　　　　按摩法

(3)扶墙法:距墙一小步,前腿弓,后腿绷(注意把疼的脚放后面,脚后跟不要离地),后小腿肚稍有疼痛感,持续 15 ~ 20 秒不动为 1 次,10 次为 1 组,每天 4 组,坚持 4 ~ 6 周;

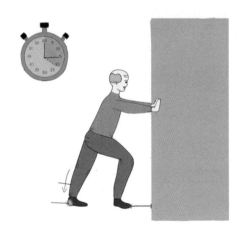

扶墙法

（4）斜坡法：找一个斜坡（比如一块斜着的砖或者木板），脚跟低、脚尖高站立，每天 20 分钟，坚持 4 ~ 6 周；

（5）踩球法：脚踩网球或高尔夫球前后左右来回地按摩足跟放松足底筋膜；

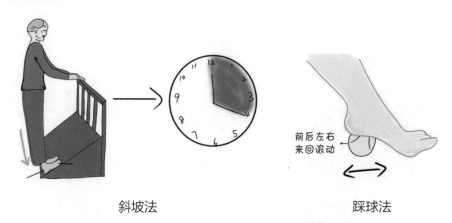

斜坡法　　　　　　　　　　　　踩球法

（6）足跟拉伸：取坐位，用手抓住脚趾向上向后牵拉，直到感觉足底牵拉开，维持 15 ~ 30 秒为 1 次，然后放松，3 ~ 5 次为 1 组，每天 3 组。

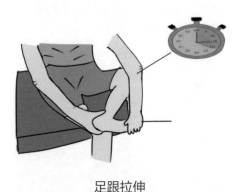

足跟拉伸

温馨小贴士

如果以上方法都不能有效缓解疼痛，请及时就医。

(十)千里之行,始于足下——老年人选鞋的注意要点

正常的脚部用力应该是标准受力,当鞋子过大或过小时,都会慢慢导致脚部骨骼受力不均匀,引起足内翻或足外翻,蹬外翻,严重者还会出现关节变形等。足内翻容易出现 O 型腿、内八字,足外翻容易出现 X 型腿、外八字,这样不仅会导致腿型不美观,也会影响关节发育,甚至影响脊椎。

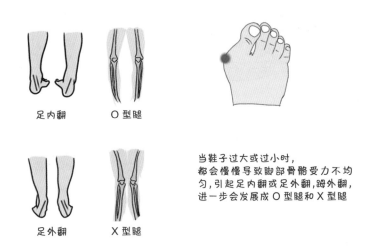

足内翻　　O 型腿

足外翻　　X 型腿

当鞋子过大或过小时,都会慢慢导致脚部骨骼受力不均匀,引起足内翻或足外翻,蹬外翻,进一步会发展成 O 型腿和 X 型腿

选鞋不当的危害

老年人选鞋都有哪些讲究呢

老年人选鞋子有误区,很多老年人认为穿平底鞋好,不容易摔倒,其实平底鞋是不能经常穿的,它没有贴合我们脚底的足弓面,行走的时候又薄又硬,走路时间长了就会感觉脚底疼,而且全身的重量都会压迫到脚后跟上,脚后跟没有很好的支撑,就会产生冲力影响到脚踝、膝盖和腰,从而引起不适。因此老年人选鞋子是有一定讲究的,要关注鞋子的支撑力、防滑性、透气性、是否易穿脱以及鞋子的软硬度和宽松度。

支撑力　　老人应该穿后跟有一定高度的鞋,以1.5～2厘米为宜,

这样既有利于维护足弓的形成和抗震荡能力,又可降低过度的定向转动,增强活动时的稳定性。

防滑性　老年人最怕摔跤,很多人摔了以后再也站不起来,因此防滑性特别重要。

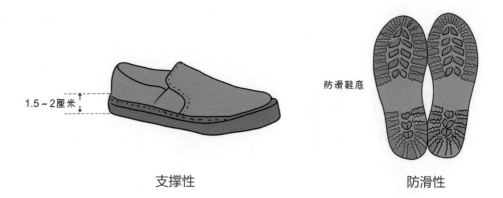

防滑鞋底

1.5~2厘米

支撑性　　　　　　　　　　　　　　　防滑性

透气性　好的鞋子透气性一定要好,这样穿上才会舒服。鞋子不透气,脚出汗了排不出去,时间长了不仅脚臭,还容易患上脚气,另外脚底出汗也容易打滑。

易穿脱　老年人弯腰低头系鞋带很费力,对于患心脑血管疾病的老年人还有安全隐患,建议选择无需系鞋带的鞋子。

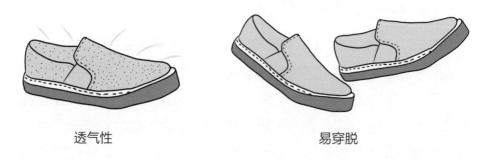

透气性　　　　　　　　　　　　　　　易穿脱

软硬适中　老年人选鞋子,软硬要适中,保暖舒适也是关键,可根据不同情况选择不同软硬度的鞋子,平时居家散步时可穿舒适的软底鞋,需要长途走路或爬山时选择承托力足够的硬底鞋。

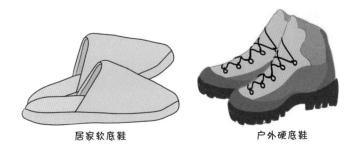

居家软底鞋　　　　　　　户外硬底鞋

软硬适中

宽松适宜　不要选择鞋尖太窄小的鞋子,鞋尖窄,脚趾长期挤压可能会使脚畸形;但也不能太宽,太过宽松的鞋子,穿起来会妨碍老年人行动,甚至导致老年人摔倒。

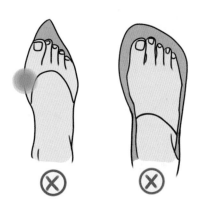

宽松适宜

三、伤筋动骨,安全至上——老年人骨科损伤的日常照护

正所谓"生命不息,运动不止",运动可以增强呼吸功能,给机体提供充足氧气,促进血液循环、降低血压、减少心悸,有助于养成健康心态。宝剑锋从磨砺出,运动才出健康魂,但任何事情都讲求"中庸之道",意思就是适量、张弛有度。老年人身体的各系统器官功能有所降低,身体素质下降,容易疲劳,运动后恢复慢,所以一定要根据自己的年龄、体质、身体状况来选择运动量、运动时间,否则伤筋动骨可能在所难免。接下来我们就讲一讲如果老年人不幸发生了运动创伤,应如何处理,如何照护。

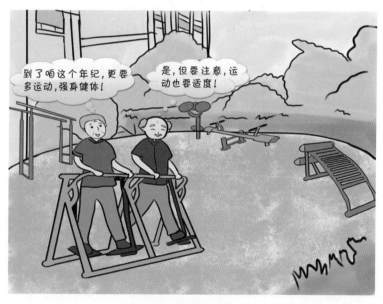

适量运动,强身健体

（一）骨不堪折——老年人骨折那些事儿

1. 老年人骨折的原因

人们常用"硬骨头"形容有骨气或倔强的人。我们的骨骼到底有多硬呢？根据科学家研究测定，骨骼每平方厘米可以承受 2 吨的压力，而自然界的花岗岩，每平方厘米也不过能承受 1.3 吨的压力，所以确实是"硬骨头"。那我们如此坚硬的骨头到底折在谁的手里了？

直接暴力：暴力直接作用于某一部位骨骼而致受伤部位发生骨折。如交通意外、跌倒。

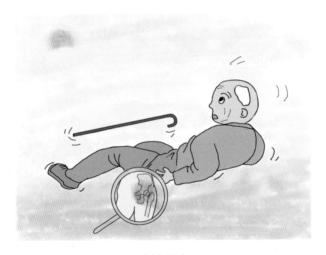

直接暴力

间接暴力：间接暴力作用时通过纵向传导、杠杆作用或扭转作用使远处发生骨折，如从高处跌落手部着地时，躯干因重力关系急剧向前屈曲，胸、腰、脊柱交界处的椎体会发生压缩性或爆裂骨折。

积累性劳损：长期、反复、轻微的直接或间接损伤可致使肢体某一特定部位骨折，如远距离行走易导致腓骨下 1/3 骨干骨折。

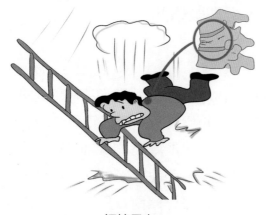
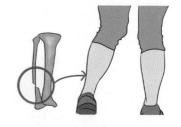

间接暴力　　　　　　　　　　　积累性劳损

牵拉外力：肌肉及韧带牵拉导致某些部位发生撕脱骨折。

病理性骨折：骨肿瘤、骨结核、骨髓炎和骨质疏松等骨性疾病也会降低骨头的硬度从而引发骨折。

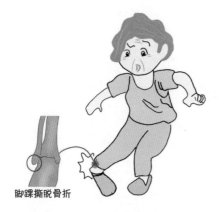

脚踝撕脱骨折

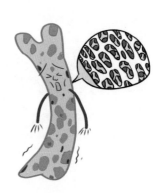

牵拉外力　　　　　　　　　　　病理性骨折

因此骨头再硬也经不起暴力摧残，我们应因地制宜，做出相应防范，免受骨折之痛。

2. 老年人如何预防骨折

骨折之疼用"钻心的疼""撕心裂肺的疼"来形容一点都不为过，若想让身体免受如此之痛，我们就要防骨折于未然。在日常生活中，要多加注意防意外;要通过改善一些不良习惯,加强骨骼硬度,即使意外防不胜防,骨骼也不至于不堪一击。

居家防滑要做好:据相关统计,75% 的跌倒都在自己家中发生,特别是厨房、浴室等地方,因此建设安全的居家环境,注意防滑防跌,可有效降低骨折的发生。

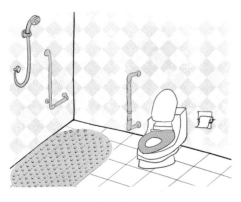

居家防滑

雨雪天气少外出:雨雪天地面道路湿滑,尤其是手脚活动不方便的老年人,在雨雪天时应尽量减少外出,如果必须外出,需穿防滑的鞋子。

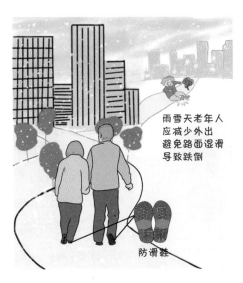

雨雪天老年人应减少外出避免路面湿滑导致跌倒

防滑鞋

雪天少出行

上街走路不分心：出门上街尤其是穿人行横道过马路或上下楼梯时，要精力集中，不要分心看手机，否则可能会赔了手机又折骨。

养成生活好习惯：过量饮酒、长期吸烟等不良生活习惯会抑制骨细胞增殖，使成骨细胞减弱，人体骨量减少，导致老年人患骨质疏松，容易骨折，因此要养成不抽烟、少喝酒、不喝浓茶等生活习惯。

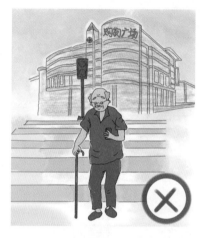

走路不分心

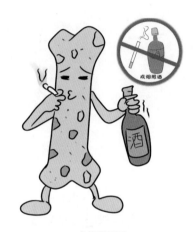

戒烟限酒

合理饮食多补钙：大家都知道钙能强健骨骼，因此身体要不断地搬钙进骨骼。奶制品是天然的钙片，每天喝一杯牛奶或一杯酸奶，会使身体获得一半对钙的需求。另外，除了奶制品，韭菜、菠菜、西蓝花、油麦菜等深绿色蔬菜中都含有较多的钙，而且这些蔬菜中所含的镁、钾、维生素 C、维生素 K 都对钙的利用有良好的促进作用。大豆制品、鱼虾贝类和坚果等也都是非常好的补钙食品。

多晒太阳补维生素 D：人体对钙的吸收，离不开维生素 D，人体需要的维生素 D 有 10% 来自

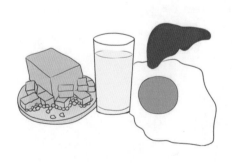

高钙食品

食物,90% 由皮肤通过日照转化而来,因此多晒太阳可以促进骨骼对钙的吸收,对骨骼健康生长有重要的作用。晒太阳养生的最佳时间是上午 8 时至 10 时和下午 4 时至 7 时,时长半个小时到 1 个小时。

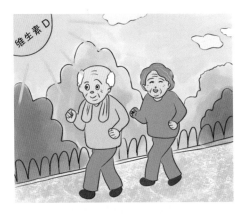

补充维生素 D   高维生素 D 食品

适度运动健骨骼:适度的运动一方面可以强化骨骼强度,另一方面也可以保持肌力和良好的平衡感,减少跌倒发生的机会,从而减少骨折发生概率。但需注意要先热身再运动,不做准备活动就做剧烈运动更容易发生骨折。

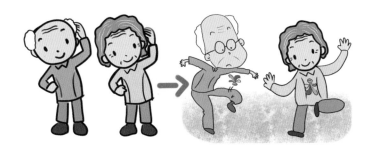

适度运动

定期体检:查骨密度及血钙、尿钙、尿磷等,根据医嘱摄入适当的钙、骨化三醇及双膦酸盐类药物,合理抗骨质疏松治疗。

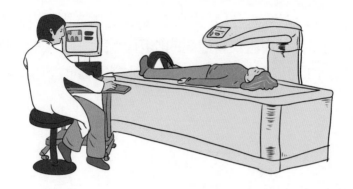

定期体检

3. 如何判断骨折

日常生活中,如果有人不慎摔伤,旁边的人总会关切地问一句"没事吧?不知道骨头断没断?"那没去医院拍片之前怎样知道骨头断没断呢?下面就告诉大家一些骨头断了之后特有的临床表现,这样即使是非专业人士也可以先做一些简单的处理。

畸形:骨折端移位可使患肢外形发生改变,主要表现为缩短、成角或旋转畸形,如尺骨骨折时,手臂就像被强行掰弯的叉子。

异常活动:正常情况下肢体不能活动的部位,骨折后出现不正常的活动。就像棍子成了双节棍,没有关节的位置出现假关节活动。

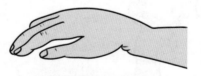

尺骨骨折时的"银叉畸形"

畸形

骨擦音或骨擦感:骨折后,两骨折端相互摩擦时,可产生骨擦音或骨擦感。

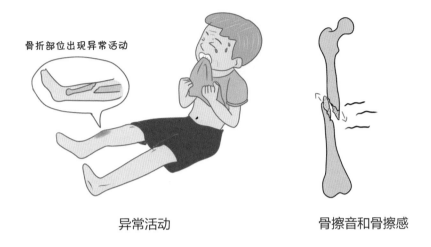

骨折部位出现异常活动

异常活动　　　　　　　　骨擦音和骨擦感

其他表现：肢体的功能障碍、肿胀、叩击痛也可能是骨折留下的蛛丝马迹。

温馨小贴士

判断骨折最准确的方法还是去医院拍 X 线片哦！

4. 骨折后如何应急处置

在路上遇到骨折的人，您是否站在人群中惊慌失措，不知该如何是好？纵使您担心、着急、迫切想要做点儿力所能及的事情，然而却无从下手，接下来就教您一些常用的急救措施，让您能够帮助素不相识的陌生人或者是您的家人在骨折后抢得一线生机。

止血、包扎：对有伤口的开放性骨折患者，可用干净的消毒纱布压迫，压迫止不住血时可用止血带，如无止血带可用领带、橡皮筋等代替，环扎伤口靠近心脏的一侧止血。要记录扎止血带时间，每隔 40 ～ 60 分钟放松一次，每次放松 1 ～ 2 分钟，以免长时间结扎导致肢体缺血坏死。

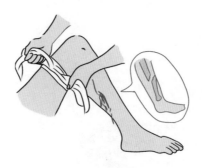

止血包扎

固定:简单包扎后应及时正确地固定断肢,迅速使用夹板固定患处。木板和肢体之间垫松软衬垫,夹板的长度要超过受伤部位,并能够超过或支撑伤口上方和下方的关节。如果没有木板,也可用布带将伤肢绑在身上,切记不能自行复位,以免发生二次骨折及感染。

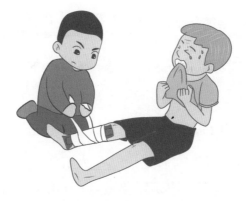

固定

温馨小贴士

切记不可将外露的骨折端放回原处,否则就是引狼入室,将细菌带入伤口深部,引起感染,那您可就是好心办坏事了。

安全转运:经过现场紧急处理后,应将伤者迅速、安全地转运到医院进一步救治。

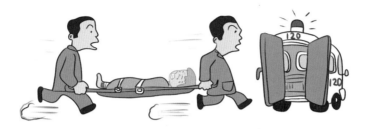

安全转运

温馨小贴士

如果不能判断骨折的具体位置,最好不去搬动患者,避免对患者造成第二次伤害,但也不要慌乱,请拨打 120 等待专业人员进行搬运。

5. 老年人常见骨折部位及照护要点

以下列举了老年人多发的几类骨折部位的表现及处理,让大家在面对骨折时可以早发现、早处理,避免手忙脚乱。

（1）桡骨骨折照护要点

桡骨骨折是指前臂桡骨部分的骨折,常由外伤导致,随着交通事故等意外伤害的增长,桡骨骨折的发病率逐年增加。

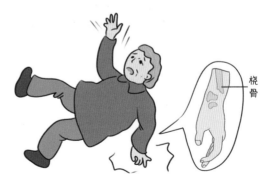

桡骨

桡骨骨折

① 桡骨骨折的症状

全身表现:发热;

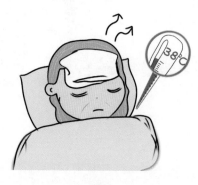

发热

局部表现:疼痛、肿胀、功能障碍、"餐叉样"或"枪刺样"畸形、皮下瘀斑、异常活动、骨擦音或骨擦感、感觉麻木、手指发凉。

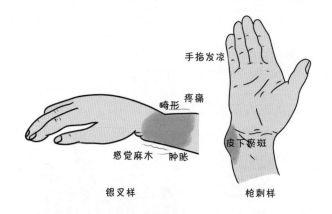

桡骨骨折局部症状

② 桡骨骨折后的应急处理

如有伤口流血不止的情况,可就地用干净衣物环扎近心端,并进行简单包扎处理。

如出现骨质刺伤破口,严禁将其复位,只需简单包扎即可。

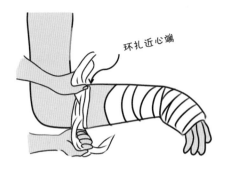

环扎近心端

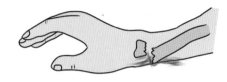

注意！如出现骨质刺伤破口，严禁将其复位

骨折端不可复位

对于单纯桡骨骨折，可就地取材使用书本、木板等托住患肢前臂加以固定，肘关节屈曲放置于胸前。

注意患肢远端的肢体活动，并注意观察末梢手指皮肤颜色和温度等变化。

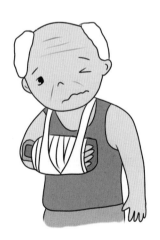

前臂固定

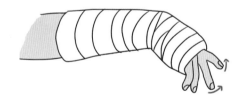

远端肢体活动

（2）脊柱骨折照护要点

脊柱是人体的"生命之柱"，老年人骨骼逐渐脆弱，脊柱也容易发生骨折，使患者疼痛难忍，甚至难以站立、行走。

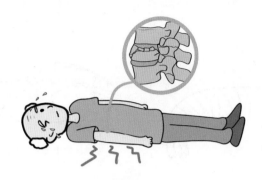

脊柱骨折

① 脊柱骨折的表现

局部疼痛、压痛、叩击痛；

若是腰椎骨折，腰椎活动受限，不能翻身起立；

损伤平面以下出现感觉、运动功能障碍，若为腰骶椎的骨折，因损伤马尾神经，可能会出现下肢弛缓性瘫痪、感觉丧失以及大小便功能障碍。

② 脊柱骨折后的应急处理

颈椎骨折要用衣物、枕头挤在头颈两侧，使其固定不动；

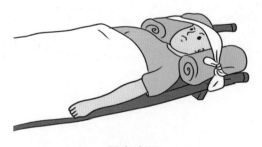

固定头颈

胸、腰椎骨折，伤者平躺在硬板床上，身体两侧用枕头、衣物等塞紧，有条件时用绷带固定身体，固定脊柱为正直位；

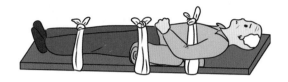

固定胸腰

搬运胸、腰椎骨折伤者时,三人蹲在伤者同一侧,同时用力,一人托肩背,一人托腰臀,一人托下肢,颈椎损伤时另加一人固定头部,具体做法如下图,注意保持脊柱正直位;

拨打120,以最快的方式送往医院。

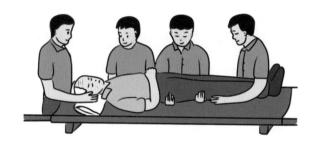

脊柱骨折搬运

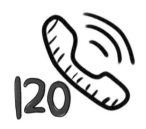

拨打120

温馨小贴士

如果怀疑伤者脊柱骨折时,不要强拉硬拽身体,以防加重血管、脊髓的损伤,导致瘫痪,或者导致轻瘫变强瘫。

③ 翻身小动作,内含大道理——轴线翻身方法及注意事项

脊柱骨折后翻身一定要采用轴线翻身法,保持脊柱的稳定,防止脊柱的二次损伤,常用的方法有双人法、三人法和翻身单双人法。

双人法:是指由两人协助伤者进行翻身,一人将双手分别托扶伤

者对侧的肩部和腰部;另一人双手分别扶托伤者对侧的髋部和大腿部。头、颈、躯干保持同一直线,两人同时用力翻转至侧卧位,使伤者在翻身的时候,脊柱保持一条直线,身体不扭曲,像轮轴转动一样翻身。

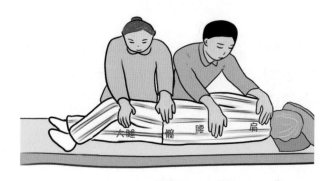

双人法

三人法:是指由三人协助伤者进行翻身,一人站于伤者头部,一手固定伤者头颈部,一手沿纵轴向上略加牵引,使头、颈随躯干一起慢慢移动;另外两人动作同双人法。

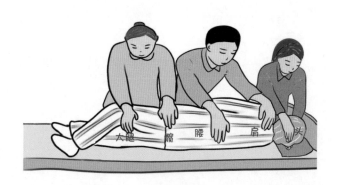

三人法

翻身单双人法:两人分别卷起翻身单至患者身体两侧,抓紧翻身单四角,将患者平移至其中一位的近侧床旁,另一个人手持远侧翻身单,保持头、颈、躯干同一直线,进行翻身。

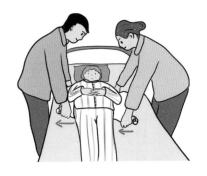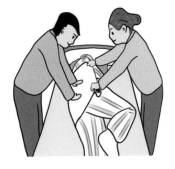

翻身单双人法

小贴士

轴线翻身要领

1. 保持头、颈、躯干在一条直线,以维持脊柱的正常生理弯曲。

2. 有颈椎外伤时,勿扭曲或旋转头部,以免加重脊髓、神经损伤。

3. 翻身角度不能超过 60 度,避免因脊柱负重太大而引起关节突骨折。

4. 翻身时注意保护,防止坠床。

（3）股骨颈骨折照护要点

股骨又称大腿骨,形状像拐杖,靠近臀部的一端有一光滑的球状突起叫股骨头,协助髋关节完成各种形式的活动。股骨头以下狭细部分是股骨颈,比较容易骨折。股骨颈骨折多发于中老年群体,因为股骨颈骨折不仅容易发生骨折不愈合和股骨头坏死,更有老人因为一次骨折卧床不起,导致严重的全身并发症甚至危及生命,常被称为"人生最后一次骨折"。

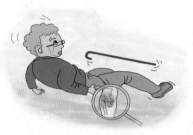

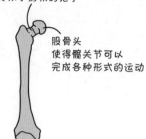

股骨颈
股骨头和股骨干之间的桥梁，
类似于拐杖的把手

股骨头
使得髋关节可以
完成各种形式的运动

股骨就像是老年人的拐杖，是人体内
最长最坚硬的一块骨骼，承受着我们
身体的重量、为身体提供良好的支撑

股骨颈骨折

① 股骨颈骨折原因

到底是什么原因导致了老年人骨折不愈合、股骨头坏死等不良情况的发生呢？

承重结构破坏：股骨颈和股骨体并不在一条直线上，而是形成了一个 125 度钝角，我们在站立、行走、跑步、跳跃时，股骨颈承受的重量，我们难以想象。随着年龄的增长，骨质的流失会增加，骨头的脆性增加，此时的骨头，虽然外表没有变化，其实里面早已"糠"了，以至于老年人稍不注意摔了一跤，就会发生股骨颈骨折。股骨颈一旦骨折，承重结构破坏，骨骼发生错位，骨折愈合更加困难。

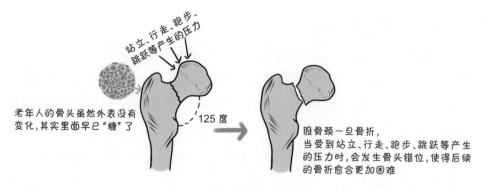

站立、行走、跑步、
跳跃等产生的压力

老年人的骨头虽然外表没有
变化，其实里面早已"糠"了

125 度

股骨颈一旦骨折，
当受到站立、行走、跑步、跳跃等产生
的压力时，会发生骨头错位，使得后续
的骨折愈合更加困难

承重结构破坏

供血不足：股骨颈骨折发生时，血管扭曲受压，供血不能满足股骨头的需要，就非常容易引发股骨头坏死。所以，当发生股骨颈骨折时，要早期进行复位，受压的血管恢复得越早，股骨头坏死发生的可能性就越低。

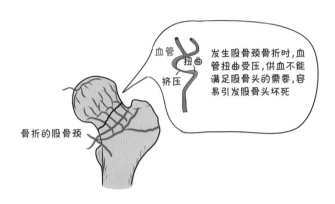

血管扭曲挤压

发生股骨颈骨折时，血管扭曲受压，供血不能满足股骨头的需要，容易引发股骨头坏死

骨折的股骨颈

股骨颈供血不足

② 股骨颈骨折后的应急处理

避免进一步受伤：摔伤后只要出现髋部疼痛，就原地不要动，不要试图站立、行走，以免加重病情，可以让患者保持仰卧姿势，将双腿的踝关节和膝关节捆在一起。

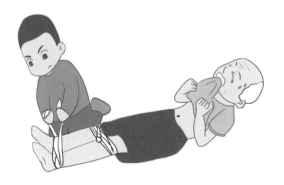

原地固定

拨打120：无需将患者扶起，扶只会增加患者伤痛，应及时拨打

120 获得专业人员救助,即使疼痛不严重,也应及时送到医院检查,以免延误治疗。

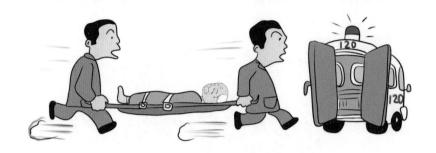

及时就医

观察休克症状:如果出现以下现象,要警惕失血性休克:皮肤苍白、湿冷、双眼呆滞、出汗、呼吸浅快、头晕、呕吐等。

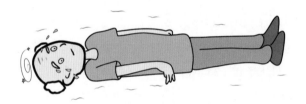

观察全身情况

（4）踝关节骨折照护要点

踝关节是身体的主要负重关节,外力直接或间接作用在踝关节的某一点上,极易引发踝关节骨折,外加老年人骨质疏松,故老年群体发病率较高。

① 踝关节骨折有哪些症状

踝部疼痛、肿胀,有明显的压痛感;皮下出现瘀斑、青紫;踝关节活动受限,无法正常行走;损伤部位表现不同形式的畸形。

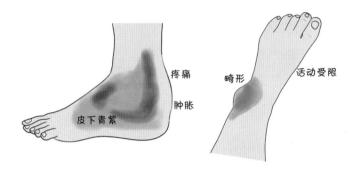

疼痛

畸形

活动受限

肿胀

皮下青紫

踝关节骨折症状

② 踝关节骨折后的应急处理

固定,不要再让患肢受力,可以适当抬高患肢,就地取材,使用树枝或者木块,对患者的踝关节进行固定。

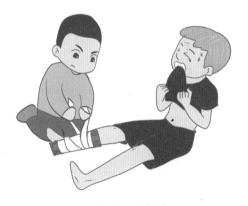

踝关节骨折应急处理

小贴士

如果出现了开放性伤口,避免伤口污染,使用相对干净的衣物或者毛巾进行包扎。

③ 拨打 120 及时送医。

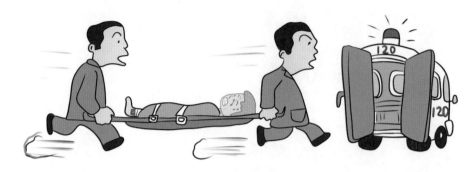

及时送医

(二)闪腰的照护要点

抬了桶水,腰疼得不能动了;搬了个箱子,腰疼得站不起来了;伸了个懒腰,腰就转不动了……生活中总会有些不期而遇的小意外,一个动作,一个姿势过后,腰就"闪"着了。我们所说的"闪腰",也就是急性腰背扭伤,是腰部肌肉、筋膜和韧带等软组织突然受到外力作用,导致过度牵拉,引起急性损伤。今天就和大家来说说"闪腰"这些事。

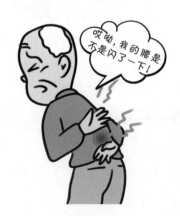

闪腰

1. 哪些姿势最伤腰

（1）搬重物：弯腰不弯腿，加重腰椎的压力。

正确姿势：搬重物的时候，重物尽量靠近身体，屈膝屈髋，利用膝关节来搬动。

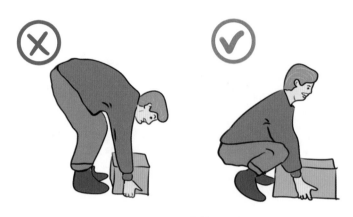

搬重物姿势

（2）单手提重物：单手用力，重量分配不均使腰部受力不均匀。

正确姿势：提重物时把双手都用上，保证身体的平衡，让腰椎两侧平均受力。

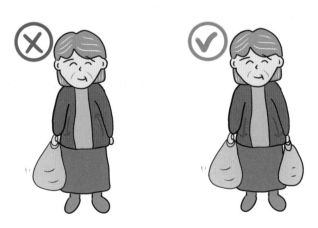

提重物姿势

（3）"葛优瘫"：加重腰椎间盘压力，使腰前曲变直，长此以往会造成腰肌劳损。

正确坐姿：上身挺直，如果是靠背的椅子，腰背完全靠在椅背，臀部不能只坐椅子的 1/2 左右的位置，这样坐，腰最累。

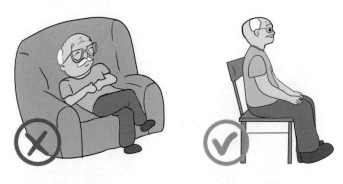

坐姿

（4）仰身起床：躺得时间太久，突然起身，容易闪腰。

起床的正确姿势：起床时应翻身侧躺，依靠手部力量支撑上半身，慢慢起身。

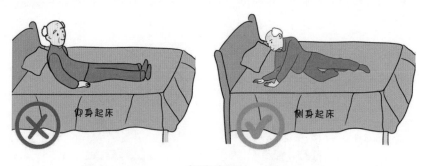

起床姿势

（5）弯腰做家务：长时间腰部处于一个弯曲的动作，腰椎的退化速度会加快。

正确姿势：做家务时，应不定时起来伸伸懒腰，或者采用高低蹲的姿势，双脚一前一后，轮流替换。

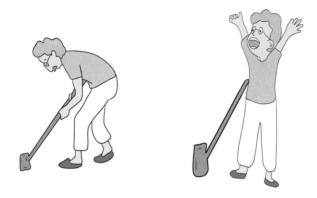

做家务姿势

2. 闪腰后的照护要点

急性腰背扭伤后主要表现为腰部疼痛,腰部活动受限。突然活动姿势改变、劳动方式不当或者劳动时相互配合不当等都可以导致闪腰。日常生活中,闪腰以后怎么办呢?

(1)卧床休息:一般需要1周时间,严重损伤应卧床2~3周,让腰部肌肉和关节得到放松和修复。

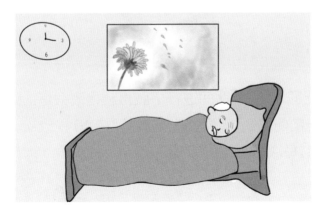

卧床休息

(2)冷热疗法:24小时内冷敷,可以缓解疼痛,24小时后热敷可以促进血液循环。

（3）用药：涂抹止痛软膏，口服抗炎镇痛、神经营养药，出现腰部肿胀时配合活血化瘀的药物治疗。

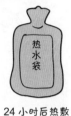

24 小时内冷敷　　24 小时后热敷

冷热疗法

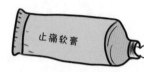

药物治疗

（4）饮食：禁食辛辣刺激食物，以防疼痛肿胀加重。

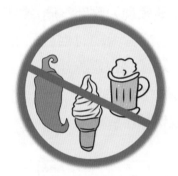

饮食

（5）功能锻炼：卧床期间进行下肢直腿抬高锻炼。仰卧位，膝关节伸直，大腿前侧绷紧，缓慢抬高下肢，保持 10 秒放松，双腿交替进行，每天 3 次，每次抬 15 ~ 20 次。

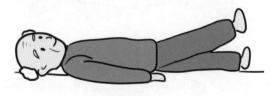

功能锻炼

（三）习惯性崴脚的照护要点

几年前王阿姨经历崴脚后，休息一天觉得不疼了就没当回事，之后她发现只要有个小石头或者路面不平，曾崴过的脚就会隐隐作痛，有时还会再次崴脚。您是否有跟王阿姨一样的经历，脚踝扭伤过一次后，伤过的脚踝会反复扭伤？

1. 脚踝为何被反复扭伤

足踝部扭伤时常伴随着韧带损伤或断裂，韧带就像皮筋一样，崴脚时突然很大力气来拉这根"皮筋"，导致"皮筋"变得又细又长，甚至部分拉断或完全拉断，失去了对踝关节的稳定作用，每发生一次，韧带就会损坏一次，长期这样就会失去了原有的弹性，力量减弱，形成习惯性崴脚。

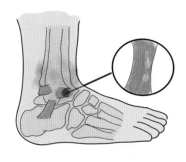

崴脚

2. 不同程度的脚踝扭伤有什么表现

轻微扭伤：踝关节肿胀、青紫、按压疼痛，行走时疼痛不明显。

中度扭伤：足部无法负重，踝关节疼痛和肿胀严重。

严重扭伤：踝关节不稳定，无法行走。

3. 崴脚后应如何处理

现在多数老年人不再只是宅在家里看孩子、做饭，也积极主动地参与到运动健身的大潮中来，但没有灵活的双脚怎么动起来呢，脚是我们走出每一步的基础,一旦扭伤一定要正确处理,防止形成习惯性崴脚。

(1)第一步,崴脚后应停止行走、运动或劳动,患侧踝关节绝对不能活动,以免肿胀继续加重。

(2)第二步,冷敷。冷敷可以让毛细血管收缩,减少出血和渗出,最好 24 小时内进行。

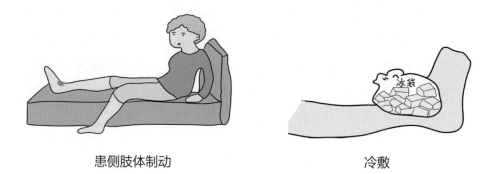

患侧肢体制动　　　　　　　　　　冷敷

(3)第三步,加压包扎,绷带固定,避免踝关节的活动。

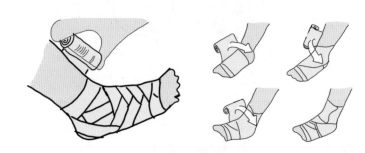

包扎固定

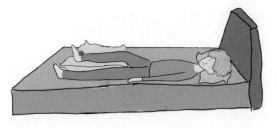

抬高患侧肢体

(4)第四步,抬高崴伤侧的脚,取坐位或卧位,可用枕头、被褥等把足部垫高,减轻肿胀和疼痛。

崴脚在医院急诊占 7% ~ 10%,在运动损伤中占比高达 20% ~ 50%,如早期处理不及时或处理不当,有 5% ~ 46% 患者仍被疼痛困扰,33% ~ 55% 有踝关节不稳,约 40% 会出现习惯性崴脚。崴脚自行居家处理后,应立即就医,听从专业医生的指导,避免习惯性崴脚的发生。

4. 教您分清该冷敷还是热敷

"哎哟,扭到脚了,好疼啊!"

A:"赶紧冷敷一下,就不疼了!"

B:"赶紧弄个热水袋敷一敷,好得快!"

A 和 B 该听谁的呢? 生活中冷敷和热敷,您用得对吗?

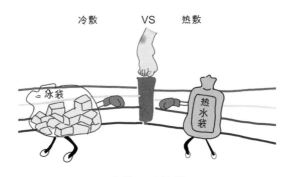

冷敷还是热敷

冷敷主要是让身体局部温度降低,减少局部血液循环,降低新陈代谢,达到止血消肿的效果。在日常生活中主要用的就是冰袋,冷敷一般在扭伤的 24 小时内,还要注意每隔 2 ~ 3 小时进行一次冷敷,每次时间控制在 15 ~ 20 分钟,防止冻伤。冷敷的最佳位置就是最痛、最肿的地方。

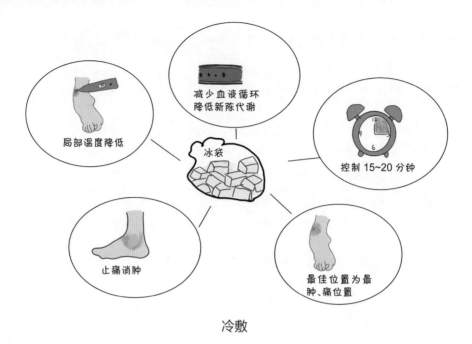

冷敷

热敷主要是促进炎症消退、减轻疼痛、保暖等功效,一般可利用热毛巾、暖水袋。热敷一般在扭伤的 24 小时后,直接敷于患处,每天 2 ~ 3 次,每次 15 ~ 20 分钟,温度 42 ~ 45℃,防止烫伤。

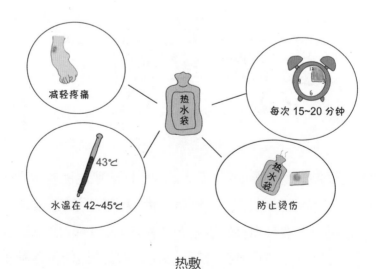

热敷

四、与骨科疾病做斗争，为健康加分——老年人骨科疾病的日常照护

人过中年，眼角的一条条细纹，晨起枕头上几根断发，都会让人暗自感伤。来到保温杯泡枸杞的老年阶段，和您一起慢慢变老的，可不止眼前的肌肤和秀发，还有悄无声息中流失矿物质的骨骼。随着年龄的增加，人体各个器官功能都在逐渐下降，骨骼也不例外，各种疾患接踵而来，自"骨"不暇。在此时，老年朋友一定要"抓住青春的尾巴"，与骨骼疾患作斗争，为自己的健康加分。

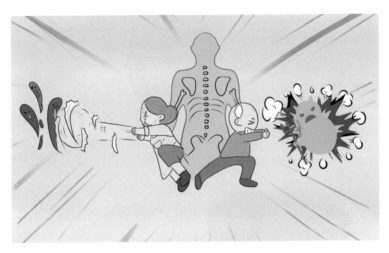

与疾病作斗争，为健康加分

（一）提高"颈"惕——颈椎病的照护要点

颈椎是连接头和躯体的重要解剖结构，颈椎病是指颈椎间盘退行性病变及其继发性椎间关节退行性变，所致脊髓、神经、血管损害而出现相应的症状和体征。老年人本身骨骼退化，外加现代电子产品的普及，工作、生活方式的改变，好多老年人也加入了低头族的群体，老年人颈椎病的发病率大大增加，因此如何正确使用和保养颈椎应该成为

老年人必备的保健常识。

1. 哪些不良习惯会加速老年人颈椎的退化

随着手机、电脑等电子产品的普遍应用,加上子女不在身边有大把空余时间,越来越多的中老年人群长时间对着手机,成为"低头族"一员。和年轻人相比,同样时间低头玩手机,老年人因为肌肉、韧带等身体功能退化,发生颈椎病的概率要比年轻人高很多。

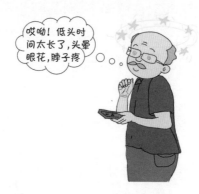

颈椎病

以下这些不良习惯会加速老年人颈椎的退化,日常生活中请尽量避免。

(1)生活姿势:长时间低头玩手机、伏案工作等,易造成颈后部肌肉、韧带损伤,使颈椎退变进程大大加快。

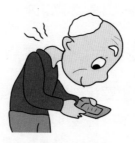

低头族

(2)风寒潮湿:如夏日空调等冷风对着颈部直吹,会导致颈椎受寒。

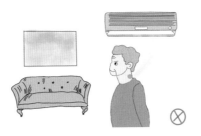

颈部受寒

（3）不良的睡眠体位：如枕头过高，会使颈椎前曲，过低会使颈椎悬空得不到放松。

（4）过量的体育锻炼和过度的颈部运动：适量的体育锻炼有助于健康，但超过颈部可以承受的范围，就会导致颈部损伤。

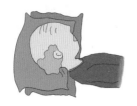

不良睡眠体位

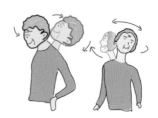

颈部过度运动

2. 颈椎压力图

大家不禁要问了，不就是低头看会儿手机吗？有这么严重吗？相信您看过下面这张不同姿势颈椎压力图，就明白啦！低头60度，相当于您的颈椎负重27kg，即50多斤的重量啊，想想就觉得可怕！

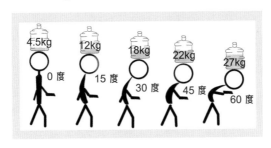

颈椎压力图

3. 哪些人容易患颈椎病

中老年人：颈椎的慢性劳损会引起椎间盘变形、弹性减弱、椎体边缘骨质增生。老年人闲暇时间较多，经常躺着看书、看电视，时间长了会导致颈椎前后韧带松弛，引起颈椎骨质增生、小关节紊乱、韧带肥厚、钙化等一系列退行性改变，最终导致颈椎病。

睡眠体位不佳者：枕头偏高会造成颈椎肌肉、韧带、小关节平衡失调，加速颈椎退变。

不良生活习惯者：长时间低头玩手机、躺在床上或沙发上看电视、看书等，会使颈椎长时间处于弯曲状态，颈后肌肉和韧带负荷过大，易引起颈椎劳损。

工作姿势不当者：电脑工作者、科研人员、驾驶员、重体力劳动者等，由于长期保持固定姿势工作，使颈部肌肉一直处于痉挛状态，引发颈椎病。

4. 颈椎病出现哪些表现应及时就医

老年人适当玩手机，多接触新鲜事物，可以起到预防老年痴呆的作用，但长时间低头玩手机，低头角度越大，对颈椎的压力就越大，对颈椎影响也就越大，容易得颈椎病。当您觉得"晕、痛、麻、乏"的时候，小心颈椎病已经找上您了。所以在日常生活中一定要提高"颈"惕，同时切勿轻易推拿按摩，及时去正规医院就诊是最佳选择。

晕：闭眼时，左右缓慢旋转头部，后脑勺或者是一侧头部会跳痛，还会头晕。

痛：早上起床时频繁出现类似落枕的现象，脖子、背部酸痛，硬邦邦的，活动没有之前灵活。

麻：疼痛时，手臂和手指也跟着有"过电"似的疼痛，或者压根就没有感觉。

乏：经常觉得四肢没劲，力气变小。

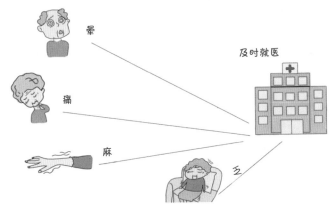

颈椎病表现

5. 如何预防颈椎病

颈椎病病程比较长，病情常有反复，发作时症状较重，影响日常生活和休息；不仅如此，颈椎病还会诱发紧张、烦躁等不良情绪；当颈椎病导致大脑供血不足时，还会导致记忆下降，注意力不集中，甚至视物模糊、疲劳。

因此解救我们的颈椎，刻不容缓！通过改善不良的生活方式，积极锻炼和做好防护，可以有效预防颈椎病，并且可以缓解颈椎病的症状。

（1）改变不良习惯：避免长时间躺在床上看电视、阅读。

（2）避免颈部外伤：乘车系好安全带，不要在车上睡觉。

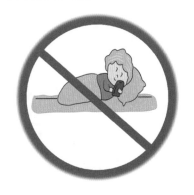

改变不良习惯

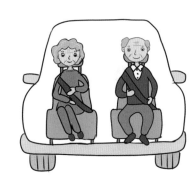

避免外伤

（3）避免颈部受寒：夏天避免空调直接吹颈部，出汗后不要直接吹冷风或用冷水冲洗头颈部。

（4）改善生活方式：积极锻炼，每天早晚进行缓慢的屈伸和旋转颈部运动。

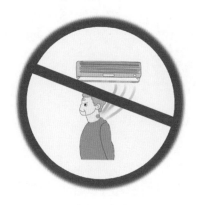
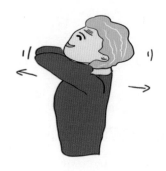

避免颈部受寒 　　　　　　　　　　　　颈部锻炼

（5）调整日常姿态：避免长时间低头工作，伏案工作 1 小时起来活动一下。

（6）选择合适枕头：避免高枕和低枕，仰卧时一只拳头高度，侧卧时一侧肩膀宽度。

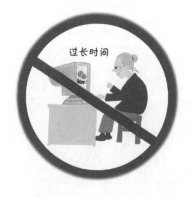
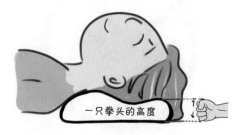

避免长时间伏案工作 　　　　　　　　　　合适的枕头

6. 怎样治疗颈椎病

颈椎病治疗分为手术治疗和非手术治疗。无论是哪一类颈椎病，遵循的基本原则就是先非手术治疗，无效再手术治疗。

非手术治疗：针灸、牵引、矫形支具、光疗、推拿按摩等。注意事项：非手术疗法，一定要到正规医院，在专科医师指导下进行。

手术治疗：手术治疗主要是解除由于椎间盘突出、骨赘形成或韧带钙化所致的对脊髓和血管的压迫，重建颈椎的稳定性，手术方式分为颈椎前路手术和颈椎后路手术。

7. 如何进行自我保健——颈椎保健操

颈椎操虽然可以起到锻炼颈椎、舒缓颈部肌肉的作用，对颈椎病的预防有一定的效果，但并不意味着颈椎操就可以治疗颈椎病。在未患颈椎病但颈椎出现酸痛不适症状时，可以通过颈椎操缓解颈部不适。当颈椎不适症状比较严重的时候，最好在专业医生的指导下进行治疗。

（1）前后点头：前后点头，做四个八拍。

（2）左看右看：左右摆头，做四个八拍。

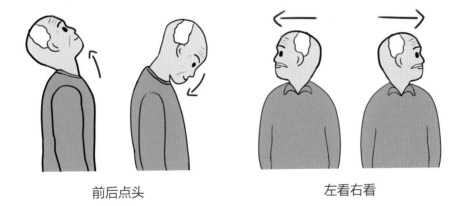

前后点头　　　　　　　　左看右看

（3）头部旋转：头部向左向右做360度旋转，做四个八拍。

（4）头部后仰：双手交叉紧贴颈后，用力顶头颈，头颈向后用力，后仰四个八拍。

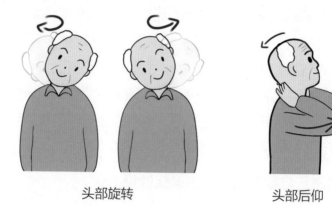

头部旋转　　　　　　　　头部后仰

（5）肩部旋转：双手置两侧肩部，掌心向下，双臂向前向后旋转，做四个八拍。

（6）左右发力：左手放在背后，右手放在胸前，向左发力，同时头部向右看，再换右手，左右各做两个八拍。

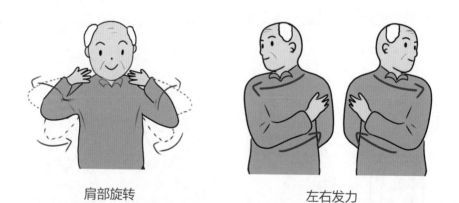

肩部旋转　　　　　　　　左右发力

（7）双臂上举：双手上举过头，手指交叉，掌心向上，将头仰起看向手背保持5秒。

（8）双手捏颈：用左手掌来回摩擦颈部8次后，开始捏后颈，然后换右手，各做4次。

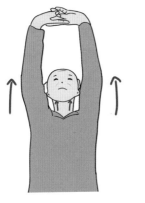

双臂上举

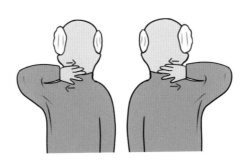

双手捏颈

（二）椎间盘为何如此"突出"——腰椎间盘突出症的照护要点

1. 引起腰椎间盘突出的原因是什么

学习成绩突出，令人赞叹；工作业绩突出，令人羡慕；可是椎间盘"突出"了却令人惴惴不安，那腰椎间盘到底为何如此"突出"呢？

（1）腰椎退行性病变：椎间盘承受着人体躯干和上肢的重量，在日常生活中劳损较其他组织重，再加上年龄的增长，椎间盘会发生老化。

（2）腰椎发育异常：腰椎先天发育不良，发生腰椎间盘突出的风险也会增加。

（3）损伤：各种外伤，如背负重物、跳高、跳远时都可能导致纤维环破裂，引发腰椎间盘突出。

（4）遗传：腰椎间盘突出症可能在同一家族高发。

（5）妊娠：妊娠期，身体韧带系统处于松弛状态，再加上腰椎压力增大，易发生腰椎间盘突出。

（6）职业：驾驶员、老师、银行职员、学生等久坐人群，从事重体力劳动者如煤矿工人、建筑工人、举重运动员等，都是该病的高发人群。

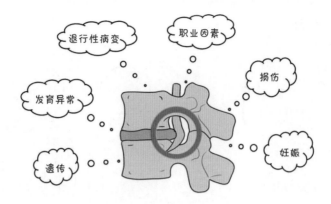

腰椎间盘突出原因

2. 腰椎压力图

李阿姨一家子今年算是乐开了花,因为喜得一个大胖孙子,集万千宠爱于一身的宝宝,走到哪抱到哪。这不听说,李阿姨前两天抱孙子把腰给抱"坏"了,到医院去看说是得了腰椎间盘突出症,大夫说还需要手术。

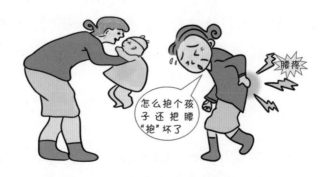

抱孙子致椎间盘突出

大家不禁要问了,不就是抱抱孩子嘛,咋还能把腰抱"坏"了呢?相信您看过下面这张不同姿势腰椎压力图,就明白啦!对长时间站立的人来说,能坐下歇歇是一件很舒服的事情,可对椎间盘来说却不见得是好事。卧位时腰椎间盘压力最小,站着比躺着压力大,坐着又比站着压力大,所以平常我们都会说能站着绝不坐着,能躺着绝不站着。而且不论卧位、站立位还是坐位,弯腰时椎间盘压力都增加。坐位或站立位弯腰并提重物时,椎间盘压力最大。李阿姨弯腰抱孙子相当于图中的弯腰提重物,腰椎压力飙升 220 千克,老腰哪能受得了。

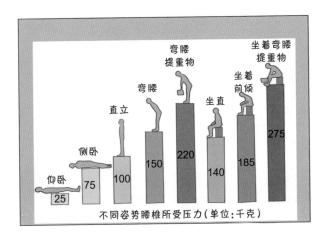

腰椎压力图

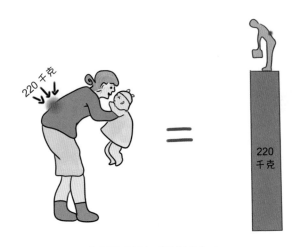

弯腰抱娃娃,腰椎压力大

3. 哪些人容易患腰椎病

腰椎间盘突出可不像学习突出、工作突出那样值得骄傲。那哪些人是"突出"的重点人群呢?

（1）年龄:20～40岁的人群。

（2）性别:男性多于女性,主要因为男性从事体力劳动的比例大于女性。

（3）职业:久坐人群(驾驶员、脑力劳动者等)、重体力劳动者(煤矿工人、建筑工、搬运工、举重运动员等)。

（4）环境:长期处于潮湿、寒冷环境中的人。

（5）其他:腰椎先天发育不良的人。

4. 腰椎间盘突出有哪些表现

腰椎间盘突出症是腰腿痛的常见原因,随着年龄的增长,椎间盘发生退行性改变,身体就会发出一系列的信号,当出现以下现象时,您一定提高警惕,腰椎间盘突出症有可能找上门了!

（1）腰痛和下肢放射痛。

（2）间歇性跛行:走数百米后跛行,休息后缓解,走数百米又出现跛行。

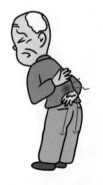
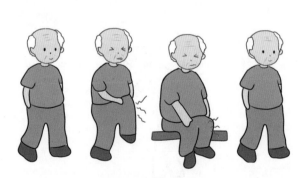

腰痛和下肢放射痛　　　　　　　间歇性跛行

（3）肢体麻木。

（4）下腹痛或大腿前侧痛。

（5）马尾神经症状:会阴部感觉异常、大小便功能障碍。

腰椎间盘突出症是一种缓慢进展的疾病,刚开始可能只是腰部酸胀不适,如果不能自行判断何种原因引起的这种不适,最好到医院进行检查,如果出现了下肢的放射痛,甚至出现大小便功能障碍时,就一定要去医院就诊了。

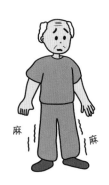

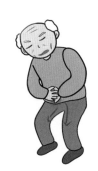
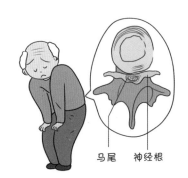

肢体麻木　　　　　下腹或大腿前外侧痛　　　会阴感觉异常,大小便功能障碍

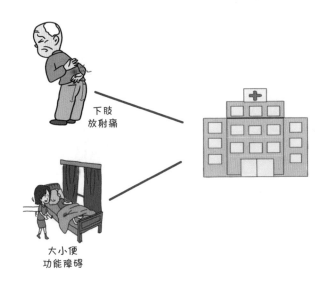

及时就医

5. 如何预防腰椎间盘突出

其实腰椎间盘突出症很大程度上是一种"生活方式"病,对于老年人,身体各项功能下降,日常生活中更要注意,养成良好的生活习

惯,可以延缓疾病的进展,而且还有助于预防疾病的发生。

(1)保持良好的坐姿:身体略后倾,手臂自然下垂,手与键盘平行,电脑屏幕略低于视线。

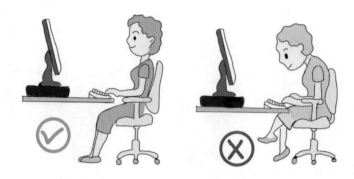

良好的坐姿

(2)保持正确的站姿:站立式挺直腰背,挺胸抬头。

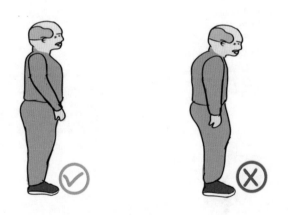

正确的站姿

(3)搬重物时姿势正确:弯腰搬重物,最好采用屈髋、屈膝下蹲的方式。

(4)选择合适的床垫:早上不会因为床垫过于软塌造成起床困难,起床后腰部不会感到僵硬等不适,则是比较适合自己的床垫。选床垫按照3:1的原则,比如,如果是9厘米的床垫,手压下去3厘米的合适。

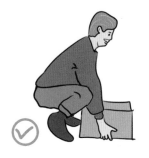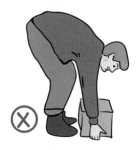

搬重物姿势

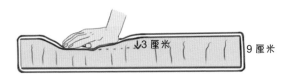

↓3厘米   9厘米

合适的床垫

（5）注意休息，避免久站、久坐：每坐1小时起来活动5分钟。

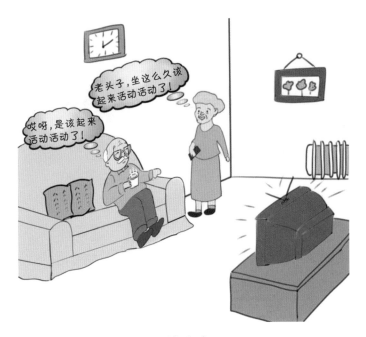

避免久坐

（6）注意保暖：防止腰部受凉。

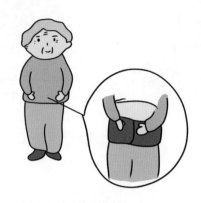

腰部保暖

（7）适当锻炼：加强腰背肌功能锻炼。

① 飞燕式：俯卧于硬板床上，头、双上肢、双下肢后伸，腹部接触床的面积尽量小，呈飞燕状，保持10秒，重复20次，每天2～3组。

② 五点式：平躺于硬板床上，用头、双脚、双肘5点支撑，将臀部抬起，臀部尽量抬高，保持10秒，重复20次，每天2～3组。

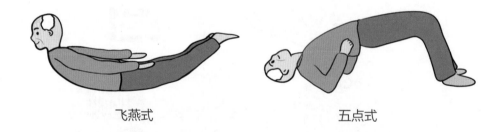

飞燕式　　　　　　　　　　　五点式

6. 怎样治疗腰椎间盘突出

所有外科医生应该都回答过同一个问题："大夫，我这个病需要做手术吗？"患有腰椎间盘突出症的患者，不管多大年龄，何种职业都会有一个困惑"我需要做手术吗？"

其实这个时候患者不必过多担心，医生会根据症状的严重程度和影像学检查结果来做出相应选择。对于初次发作，病程比较短，经过休息后症状会明显缓解，影像学检查没有严重突出的腰椎间盘突出症患者，80%～90%是不需要做手术的，保守治疗就可以治愈。

如果出现以下情况医生可能就会建议手术治疗了。

（1）马鞍区也就是会阴部感觉迟钝，大小便功能障碍。

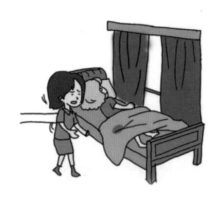

大小便功能障碍

（2）经过保守治疗没有效果，或者即使有效但是经常反复发作且疼痛较重，影响正常的工作和生活。

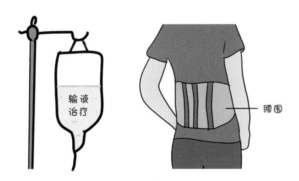

输液治疗

腰围

保守治疗无效

（3）影像学检查证实椎间盘对神经和硬膜囊有严重压迫。

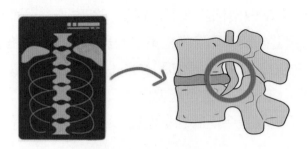

影像学检查证实椎间盘对
神经和硬膜囊有严重压迫

影像学检查

7. 如何进行腰椎的自我保健——腰椎保健操

随着年龄增长,中老年腰椎疾病的发病率升高,主要原因是腰部肌肉逐渐老化,腰椎发生退行性变。保健操可以预防腰部疼痛,加强腰部肌肉的锻炼,但是需要注意的是,不管什么类型的保健操都是因人而异,循序渐进地进行训练,如果生病还是要前往正规医院及时就诊。以下动作每天 2 ~ 3 次,每次 5 ~ 10 组,可逐步增加。

(1)坐位腰背伸展训练:患者坐位,挺腰,同时双臂于体侧屈肘90°,握拳,双肩后展。

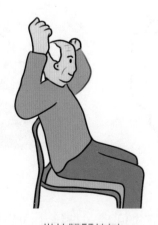

坐位腰背伸展

（2）飞燕式训练：患者俯卧位，头、双上肢、双下肢用力后伸，腹部接触地面，呈飞燕状。

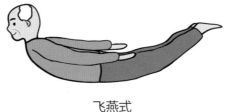

飞燕式

（3）双腿抬高锻炼：患者仰卧位，双下肢并拢，足背绷直，双下肢离开床面。

（4）牵伸腰背肌训练：患者仰卧位，双髋、双膝屈曲（双膝屈曲角度约 90 度），双手交叉置于腹部，头向上抬起。

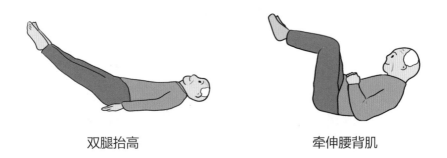

双腿抬高　　　　　　　　　　　　　牵伸腰背肌

（5）五点式锻炼：平卧于硬板床上，用头、双脚、双肘 5 点支撑，将臀部抬起，臀部尽量抬高。保持 10 秒，重复 20 次，每天 2～3 组。

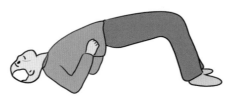

五点式

(三)"寂静杀手"——老年人骨质疏松症的照护要点

1. 老年人骨质疏松症的危害

骨质疏松最大的危害就是骨折。生活中我们经常听到这样的事情:林大妈感冒了,打个喷嚏,骨折了;李大爷出门买西瓜,弯腰拿的时候,骨折了;张阿姨坐在公交车后排,一颠簸,骨折了。这些都不是危言耸听,而是真实发生的事情,因为她们遇到了一个"寂静杀手"——骨质疏松症,是老年人致残和致死的主要原因之一。

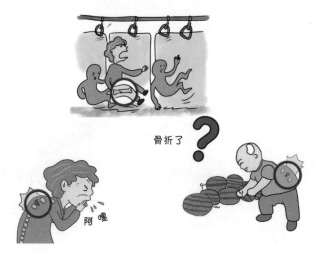

骨质疏松骨折

为什么叫寂静杀手?因为它来时静悄悄,杀伤力却十足。初期将骨钙和骨量偷偷地运走,使骨强度逐渐下降,让我们的骨头变薄、变脆,变得像海绵一样千疮百孔,最终变成"脆脆骨"。即便只是打个喷嚏,弯个腰,坐公交车一颠簸,对它们来说已经是重创,可能引发骨折。

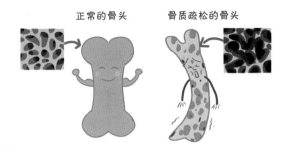

正常的骨头　　骨质疏松的骨头

骨质疏松

　　其实骨质疏松的发生并非那么悄无声息,当出现疼痛、身高缩短、驼背等现象时,它的行迹就逐渐暴露,这时我们就要提高警惕了。

2. 老年人骨质疏松症是如何发生的

　　(1)随着人体自然衰老,骨质流失的速度比新骨质合成的速度快,容易导致骨头变薄、变脆。

　　(2)雌激素可以对抗骨质流失,绝经后的女性体内雌激素减少,发病风险增加。

　　(3)家族史:父母或兄弟姐妹患有骨质疏松症,个体患病的风险也会增加。

　　(4)生活方式:吸烟、饮酒会加快骨质流失,膳食中钙和维生素 D 补充不足,也会增加骨质疏松的风险。

3. 老年人骨质疏松症有哪些表现

　　(1)疼痛:腰背部或全身骨头痛。

　　(2)脊柱变形:身高变矮或出现驼背,部分出现胸廓变形造成气短或胸闷。

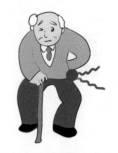

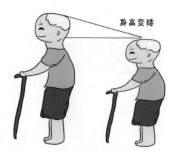

腰背部或全身骨头痛　　　　　脊柱变形

（3）骨折：骨密度降低，脊柱、髋部、腕部等部位极易骨折。

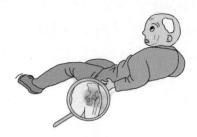

易骨折

4. 什么情况下需做骨质疏松症检查

随着年龄的增长，骨量减少是自然现象，通常 60 岁以上的老年人很容易发生骨质疏松，因此我们提倡早发现、早治疗，建议 60 岁以上老年人，尤其是女性去医院进行骨密度测定，这样可以早期发现骨质疏松，避免骨折的发生。

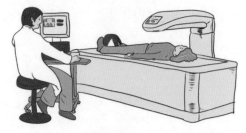

骨密度检查

女性发生骨质疏松性骨折的危险性高达 40%,也就是每 2 位 50 岁以上女性中就有 1 位在其一生中发生过骨质疏松性骨折,而每 4 位男性中就有 1 位出现过骨质疏松性骨折。所有 60 岁以上女性应定期进行骨密度检测,以筛查骨质疏松症。

5. 如何进行骨密度检测

骨密度检测是一种 X 线检查,可以测量骨骼中矿物质的密度,帮助医生判断骨骼的强度。

（1）检查准备：避免穿有金属纽扣的衣服,取下可能影响扫描结果的珠宝首饰。

（2）检查方法：患者仰面平躺在加垫的台子上,扫描仪扫描骨骼并测量骨骼吸收的辐射量。

（3）检查风险：在扫描过程中会接受低剂量的辐射,不建议孕妇做骨密度扫描。

6. 老年人骨质疏松症如何治疗

骨质疏松的治疗对预防骨折、保持活动至关重要。治疗主要包括药物治疗和生活方式的调整。

（1）药物治疗：双膦酸盐、降钙素等药物可以有效减少骨质流失。

（2）调整生活方式：戒烟戒酒、补充充足的钙和维生素 D,适当锻炼都可以减缓骨质流失、增加骨骼质量,有效防止骨质疏松。

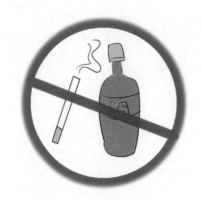

戒烟酒

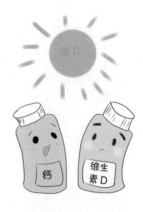

补充钙 / 维生素 D

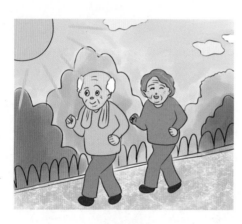

户外锻炼

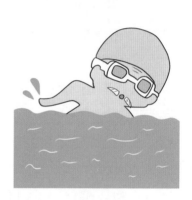

游泳

7. 老年人如何预防骨质疏松症

我国 60 岁以上的老年人骨质疏松患病率为 36%，也就是说 10 个老年人中就有将近 4 个患有骨质疏松，对于骨质疏松来说，预防大于治疗，健康的生活方式能够减缓骨质疏松的进展。

日常生活中，老年人可以通过哪些方式来减缓骨质流失和预防骨质疏松呢？

（1）老年人如何进行饮食调节

1）补钙：大家都知道，骨质疏松了就要补钙，因为骨质疏松的本质就是一种长期慢性钙游离、减少的疾病,所以补钙是治疗骨质疏松的基础,就好比打仗,粮草先要充足,预防及治疗骨质疏松,钙先要充足。那怎么补呢? 多吃下面这些食物。

奶制品:牛奶、酸奶、奶酪、奶片均富含优质的钙及能促进钙消化和吸收的有机酸类物质。据研究发现,最容易被人体吸收的钙是牛奶中的钙质,1袋200毫升全脂灭菌纯牛乳就能补充日常所需的钙。

豆制品:大豆中含钙量很高。1升豆浆含钙约250毫克,1斤豆腐含钙近2克,豆干、豆皮也是补钙的良品。

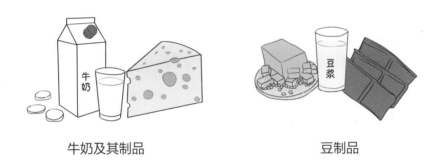

牛奶及其制品　　　　　　　　豆制品

海产品:海产品中海带和虾皮钙质含量极高,50克干海带含钙约600毫克。常见食物中每百克钙含量,虾皮含钙量最高,达到991毫克,经常食用虾皮对于日常补钙非常有用。

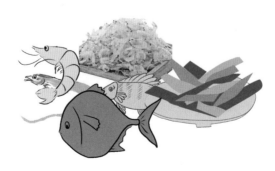

海产品

温馨小贴士

中国有句老话说得好"物极必反",补钙过量及补钙方式不当可引起高钙血症,而较长时间的血钙水平过高会导致患肾结石的可能。

2)补充维生素 D:维生素 D 可以促进血钙的吸收,因此补钙的同时要补充维生素 D。体内维生素 D 的来源主要是经皮肤合成和食物摄入。正常人在充分日照的条件下,就可以合成足够的维生素 D。高维生素 D 食品有鸡蛋、海鲜鱼类、营养麦片等。老年人因摄入和吸收障碍,常有维生素 D 缺乏,因此每日推荐补充剂量为400 ~ 800IU。

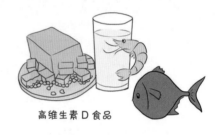

高维生素 D 食物

（2）老年人如何进行运动

适当的负重运动（如爬楼梯）、有氧运动（如慢跑、散步、跳广场舞）等都能有效提高骨密度和骨强度,还能降低跌倒或骨折的风险。

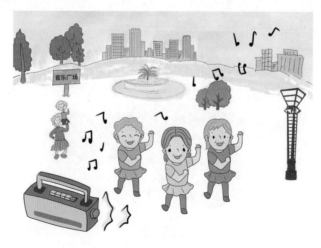

跳广场舞

（3）老年人如何调整生活方式

预防骨质疏松应戒烟、限酒。吸烟会降低骨密度，并加快骨质流失；重度饮酒会减少骨形成，增加跌倒风险。

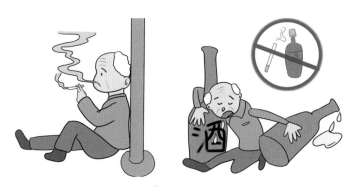

戒烟限酒

（四）"五十肩"——肩周炎的照护要点

肩周炎，又称肩关节周围炎，因为好发于 50 岁左右的中老年人，所以又称"五十肩"。肩周炎是以肩关节疼痛和活动不便为主要症状的常见病症。如果不能及时得到治疗，肩痛就会迅速加重，出现肌肉痉挛、疼痛症状，尤其是夜晚，疼痛加重，不能翻身，影响睡眠。

1. 引起肩周炎的原因是什么

（1）肩关节退行性改变：随着年龄增长，身体的各项功能开始进行性退化。

（2）外伤：人的肩关节是活动量最大的关节，肩关节受伤会导致肩关节运动时疼痛。

（3）不良姿势：弓背、耸肩会使颈背部负担加重，受力不均。

（4）慢性劳损：肩关节周围软组织相对薄弱，长时间劳动容易导致劳损。

（5）受寒：肩周炎好发于冬春季节，当肩关节受到寒冷刺激时，肩关节周围组织可出现血流缓慢、肌肉萎缩现象。

2. 哪些人容易患肩周炎

（1）50岁左右中老年人，随着年龄增长，身体的各个功能开始退化，另外50岁左右的人群是内分泌紊乱和更年期综合征的高发人群，所以一般认为肩周炎和内分泌紊乱有一定的关系。

（2）糖尿病患者由于肌腱血液供应不良，容易出现关节僵硬。

（3）肩部有外伤的人。

（4）电脑工作者，经常使用腕和手指，而肩部和颈部几乎不动，肌肉处于僵硬状态，容易引发肩周炎。

3. 肩周炎有哪些表现以及如何自测肩周炎

每100个人里就有2～5人患肩周炎，主要表现就是肩部的酸痛，常与外伤、受寒等因素有关。如果您有以下症状可能肩周炎已经找上您了。

肩周炎症状：肩部疼痛、活动受限、肩部怕冷、肌肉萎缩、肩部压痛。

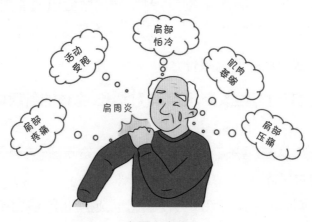

肩周炎表现

4. 如何预防肩周炎

肩周炎并不单纯是累出来的,往往是日常生活不注意,姿势不良,过度使用以及受凉等原因导致肩关节过度劳损而引发的。老年人本身机体功能就衰退,若不注意保养,很容易引发肩周炎。如何做肩部保养,赶紧学起来吧!

(1)御寒保暖:要重视肩部的防寒保暖,尤其体质较弱或肩部受过外伤的人,冬季最好随身准备一条披肩或穿一件棉背心,以防肩背受凉。

(2)肩部锻炼:日常生活中要注意肩部锻炼,如打羽毛球,但要依个人体质,量力而行,特别是肩部不可反复负重承压,谨防肩关节受伤。

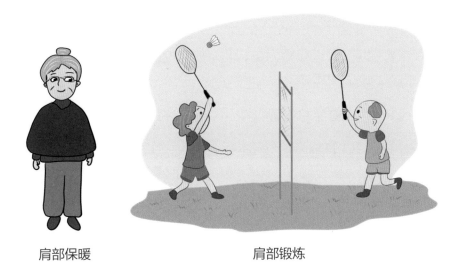

肩部保暖　　　　　　　　　　肩部锻炼

(3)肩部按摩:经常揉捏按摩肩周,可改善局部血运,缓解肌肉痉挛疼痛,促进肩关节功能恢复。

(4)食疗补阳:应多吃羊肉、鸡肉、泥鳅、虾、枸杞、松子、荔枝等补气壮阳的食物,以驱寒邪,增强身体抵抗力。

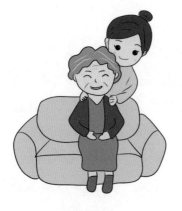

肩部按摩

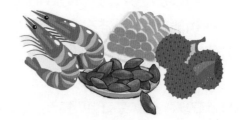

食物滋补

5. 怎样治疗肩周炎

肩周炎没有针对性的治疗方法，一般以非手术治疗为主。

（1）急性期不可随意活动，注意休息，局部封闭或物理治疗。

（2）应用非甾体类消炎止痛药。

（3）慢性期以促进康复为主，可以在专业医师指导下进行手法按摩。

（4）在疼痛耐受范围内自主活动。

6. 如何进行肩关节自我保健——肩关节保健操

肩周炎是可以预防的，老年人一般缺乏活动，上肢与肩部周围组织的血液循环较差，因此，老年人平时应注意运动，锻炼上肢及肩部。得了肩周炎，坚持科学的功能锻炼是治疗的关键，下面这套肩周保健操简单易学，老年人可以循序渐进练起来了。

（1）前后摆动运动：躯体前屈，上肢下垂，尽量放松肩关节周围的肌肉和韧带，然后做前后摆动练习，幅度可逐渐增加，做 30～50 次。

（2）回旋画圈运动：弯腰垂臂，以肩为中心，做由里向外、由外向里的画圈运动，用臂的甩动带动肩关节活动，双臂交换进行，幅度由小到大，反复 30～50 次。

（3）双手爬墙：面向墙壁站立，双手上抬，扶于墙上，用双侧的手指沿墙缓缓向上爬动，使双侧上肢尽量高举，达到最大限度时，在墙上做一记号，然后再徐徐向下，反复进行，逐渐增加幅度。

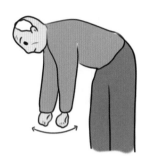
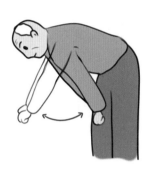

上肢前后摆动

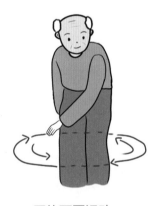

回旋画圈运动

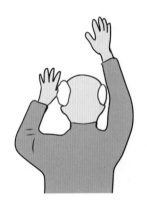

双手爬墙

（4）肩内收及外展：仰卧，双手十指交叉，掌心向上，放在头后部，先使两肘尽量内收，然后尽量外展，反复 30 ～ 50 次。

（5）梳头：站立或者仰卧均可，肘屈曲，做梳头动作，双手交替进行，一侧 30 ～ 50 次。

（6）肩膀外旋：双手放于两侧肩上，以肩关节为中心，由前向后转动，逐渐加大幅度，反复 30 ～ 50 次。

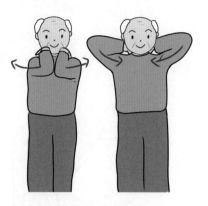

肩内收、外展

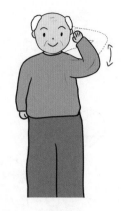

梳头动作

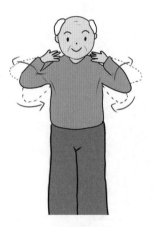

肩膀外旋

温馨小贴士

肩部受伤后应及时治疗，以免淤血阻塞经脉而引发肩周疾病。

（五）且行且珍"膝" ——膝关节炎的照护要点

膝关节是人体最大、最复杂的关节，使用频率颇高。膝关节炎是一种慢性关节疾病，人的年龄大了就像机器老旧了，膝关节就像机体老化的零件一样发生了一系列改变。

1. 为什么会发生膝关节炎

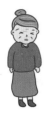

医生您好,我的波棱盖儿(膝盖),以前一直很好,前几天开始疼,今天早晨发现上下楼梯时波棱盖儿疼得厉害。医生这是咋回事?

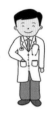

阿姨,您的膝盖受没受过伤呀?有没有做过剧烈运动啊?

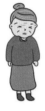

退休后,为了强身健体,我每天都去公园压腿,揉搓膝盖,快步走,偶尔还去爬山,用手机记录步数每天都能1万多步。

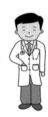

阿姨,根据我的判断,您的膝关节应该是受损了,我们先做个检查看看。

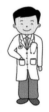

阿姨,根据检查结果显示,您这是膝关节炎,膝关节上覆盖的软骨已经磨损严重,在您上下楼梯膝盖弯曲时,由于这个软骨受损,就只剩下骨头相互摩擦,所以您才会感觉疼痛。

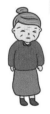

膝关节炎是什么病?那软骨又是干啥的?

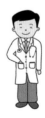

膝关节上面覆盖了一层关节软骨,它会在您活动时起到减震、缓冲、减少摩擦的作用,当关节软骨磨损到一定程度,它的作用就会减弱,增加了摩擦阻力,您就会感觉疼痛,阿姨,您这是早期表现,不要太担心。

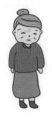

啊,那我怎么运动能不损伤膝关节呢?

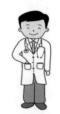

您可以慢走,每天锻炼以微微出汗为宜,运动不要超过1小时,不要过度关注手机步数,运动应该循序渐进,量力而行。注意正确的运动方式,且行且珍"膝"。

膝关节骨性关节炎好发于中老年人,65岁以上的人群中有超过一半的骨关节炎患者。原发性骨关节炎病因尚不明确,没有明确的全身或局部诱因,其发生与遗传和体质因素有一定的关系。继发性骨关节炎与多种因素有关。

不良姿势:长期姿势不良,负重用力,长时间跪蹲,导致膝关节软组织损伤。

体重:体重的增加与膝关节骨性关节炎的发病成正比。肥胖者的体重下降可以减少膝关节骨性关节炎的发病。

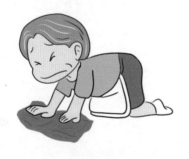

不良姿势

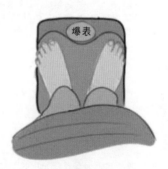

肥胖

骨钙流失:当骨密度降低时,承受压力的耐受性减弱,出现膝关节骨性关节炎的概率就会增加。

损伤与受凉:膝关节损伤和受凉,会造成关节疼痛和活动受限。

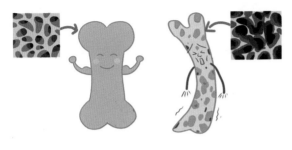

骨钙流失

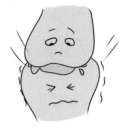

损伤与受凉

2. 哪些人容易患膝关节炎

（1）50 岁以上女性。

（2）肥胖人群，膝关节炎与体重呈正相关。

（3）关节超负荷运动的人，关节运动时膝关节负荷量是体重的 2 ~ 3 倍，屈曲时，是体重的 7 ~ 8 倍。

3. 如何识别膝关节炎

膝关节是人体最大、最复杂的关节，不但需要承受体重，还可以协助双腿完成走路、跑跳等各种运动任务，与我们的日常生活息息相关，中老年人是膝关节炎的高发人群，如果出现急性损伤或者膝关节疼痛、僵硬等症状，且迟迟未见好转，这时就应该及时就医了。

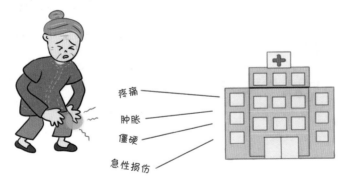

及时就医

4. 如何预防膝关节炎

膝关节是人体最复杂和功能要求最高的关节,也是最容易发生病损的关节。通过合理的治疗和日常的保健,完全可以改善症状,消除疼痛,解除老年人的后顾之忧。怎样有效预防膝关节炎呢?

(1)做好防护:尽可能避免膝关节在运动或者工作中遭到创伤。

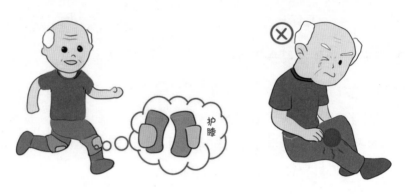

护膝,避免损伤

(2)注意走路和劳动姿势:尽量减少负重上下楼梯,少登山,少久站,少提重物。

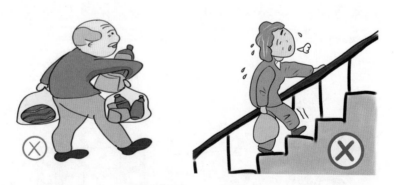

勿提重物,勿负重爬楼

(3)科学锻炼、适量运动:运动可以保持身体协调性和骨骼强度,但运动时要注意控制强度,运动量要适量,先做好准备活动再参加体育锻炼,若出现酸疼等不适,及时休息。建议选择散步、游泳等对膝关节"友好"的运动,避免运动量过大损伤膝关节。

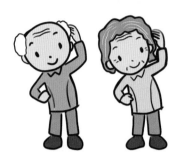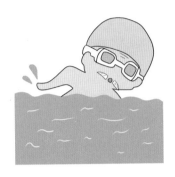

适度运动

(4)营养均衡,多吃蔬菜水果,减少脂肪摄入,适量补充奶制品、豆制品、蔬菜、海产品、坚果等高钙食品。

(5)维持健康体重,肥胖不但是美的大敌,也是膝关节的大敌,想要保护好膝关节,就要维持正常体重 [身体质量指数(BMI kg/m^2)= 体重(kg)/ 身高(m)^2]。

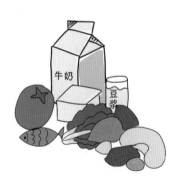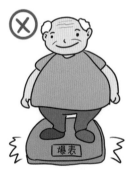

均衡饮食　　　　　　　　控制体重

小贴士

正常 BMI:18.5 ～＜ 24kg/m^2

过重 BMI:24 ～＜ 28kg/m^2

肥胖 BMI:≥ 28kg/m^2

5. 膝关节保健操

俗话说"人老腿先老"。很多老年人,到了年纪腿脚就不便,很多人还膝盖酸痛。掌握一些合理的膝关节功能锻炼方法,既能锻炼身体又可以保护膝关节。下面就给大家推荐几种行之有效的锻炼方法,以延缓膝关节衰老,保持健康。运动中要遵循无痛原则,根据身体的感觉自行调整次数。

（1）伸屈膝活动:坐在椅子的边缘,将腿向前伸直,脚后跟着地,然后腿伸直向上抬,使脚后跟离地 10 ~ 15 厘米,保持 3 ~ 5 秒,然后缓慢把腿放下,可双腿同时进行,也可单腿交替进行,每组 10 次,每天 2 ~ 3 组。

（2）靠墙静蹲:背靠墙,双脚双膝分开略宽于肩,脚尖向前稍向外打开,缓慢下蹲,重心放在两腿中间,感觉像放在一把椅子上,大腿、小腿之间的夹角不小于 90 度,遵循无痛原则,每天 2 ~ 3 组,每组 5 ~ 10 次,每次 1 分钟左右。

（3）踮脚站立:脚后跟慢慢抬起,脚尖着地,保持 10 秒后慢慢放下,放松 5 秒后再次踮起,重复 5 ~ 10 分钟,每天 2 ~ 3 次。

（4）平躺踩蹬:平躺,双腿抬起做蹬车动作,重复 10 ~ 20 次,每天 2 ~ 3 次,也可根据身体的感觉调整次数。

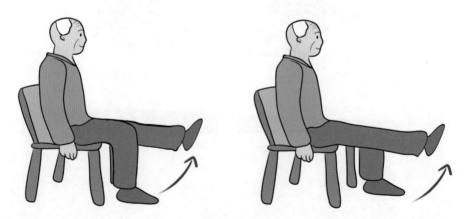

伸屈膝活动

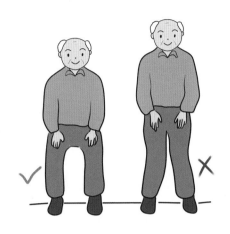
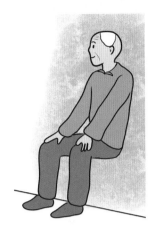

靠墙静蹲

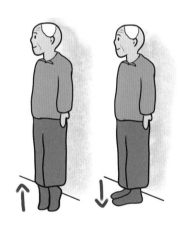

踮脚站立

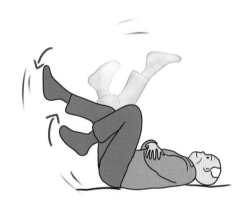

平躺踩蹬

6. 膝关节置换术后有哪些康复护理要点

人工膝关节置换术是治疗膝关节病变的重要手段,但如果只把手术成功寄托在手术技术上,而不进行术后的康复锻炼,则达不到手术应有的疗效。定期锻炼以恢复膝关节的力量和活动能力对膝关节置换术后的完全康复非常重要。

(1)术后当天,抬高患肢,避免压力性损伤。

(2)术后第1天,进行股四头肌等长收缩锻炼。仰卧位,患膝伸直,收紧大腿肌肉,保持 5 ~ 10 秒,两分钟内练习 10 次左右,然后休息 1 分钟,反复练习,直到大腿感到疲倦。

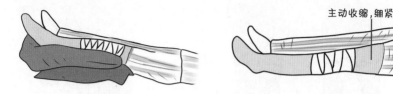

患肢抬高　　　　　　　　大腿肌肉收缩锻炼

（3）术后第 2 ~ 4 天,直腿抬起锻炼,伸直患膝,收紧大腿肌肉,缓慢抬起患肢 5 ~ 10 厘米,保持 5 ~ 10 秒,重复练习,直到大腿感到疲倦为止。

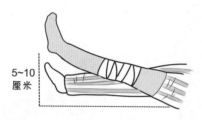

直腿抬高锻炼

（4）术后第 5 ~ 6 天,下地站立训练。

（5）术后第 7 天,扶双拐或助行器行走。

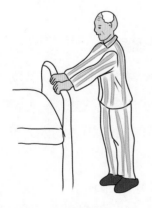

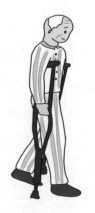

下地站立　　　　　　　　扶拐行走

（6）术后第2周，膝关节弯曲锻炼，将脚踝抬向臀部，弯曲膝盖，将膝盖保持在最大弯曲5～10秒，然后伸直，反复练习，直到腿感到疲劳为止，并酌情练习上下楼。

（7）术后第3周，增加下蹲练习。

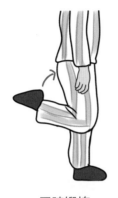 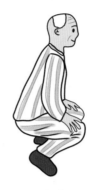

屈膝锻炼　　　　　　　　　　　下蹲锻炼

（8）术后3～6周，以增强肌力为主，继续提高步行能力，充分负重。如健身车练习，可以帮助恢复肌肉力量和膝关节的活动能力。首先倒退，直到感觉舒适后向前骑行，随着力量的增强逐渐增加阻力，每天10～15分钟，每周3～4次。

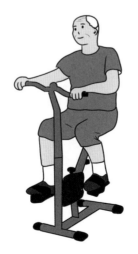

增强肌力锻炼

7. 膝关节置换术后的常见疑问

有些人往往把人工全膝关节置换术后康复过程中的一些正常现象误以为是"出了毛病",增加了许多不必要的担心,延误了康复训练的正常进行。因此,我们总结了全膝关节置换术后在康复过程中经常出现的一些现象,希望大家放下思想上的"包袱",保证正常康复训练的进行。

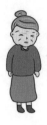

为什么伤口周围出现麻木感或者过电样窜痛?

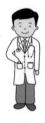

这是由于支配手术切口外侧皮肤的神经皮支再生所致,上述症状不影响患者的日常起居和康复训练的进行,往往在半年后自行消失。

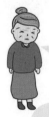

为什么患膝关节有肿胀和发热的感觉?多长时间能够恢复呢?

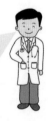

术后几个月内,患膝关节常有低度发热症状,这是由于身体对假体的反应或者功能训练过程中膝关节活动刺激引起的炎症所致,这种炎症不是由细菌感染造成的,但是也具有红、肿、热、痛等特点。上述症状可以在术后半年至一年内逐渐消失,恢复正常。但是如果有患膝的明显肿胀、疼痛、发热、发红或者积液时应当引起注意,及时向专业医生咨询,判断是否有术后感染。

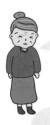

为什么晚上患膝有疼痛或者酸胀,早晨起床时有发僵的感觉?

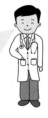

术后康复过程中,随着训练强度和频率的增加,一些患者可出现夜间患膝关节的酸痛,早晨起床时患膝关节活动发僵,这种现象尤其容易出现在白天较大的活动量后。这是术后康复过程中的正常反应,疼痛强度与患者术前膝关节的功能状态有关。如果白天活动及锻炼较为剧烈,晚饭后可以口服非甾体类消炎镇痛药物。在排除其他并发症的基础上,患者应树立信心,通过积极练习,达到最佳的功能康复。

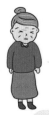

为什么患膝关节周围总感觉发紧?

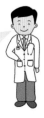

术后6~8周内,患者经常感觉手术切口周围发紧,这主要是由于术后瘢痕形成导致,通过功能锻炼逐渐"拉开"松解后,这种感觉就会消除。

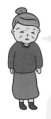

为什么走路时发僵或者不自然?

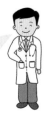

人工膝关节置换术后,患者只要日常活动能够自理而且无关节疼痛症状,关节屈伸达到预期程度,就可以认为达到预期效果。术后早期关节僵硬,多属于正常范围,通常在6~8周可以得到不同程度的缓解,术后3个月膝关节活动度可基本恢复正常。

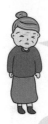

为什么有些患者术后活动过程中膝关节内常有"咯啦声"？

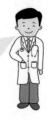

这种声音一般是由于假体在术后的活动过程中，特别是髌骨与股骨髁假体间有碰撞时，就会出现上述声响。这种声响很少伴有临床症状，但会引起患者的心理紧张。随着时间推移，软组织自身修复平衡之后，这些患者关节活动的咯啦现象会逐渐消失，不需要特殊治疗。在症状明显时应向医生咨询，以排除特殊问题。

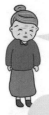

出现什么现象时，必须立即到医院找医生？

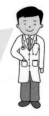

术后晚期感染是人工关节置换术后最严重的并发症，严重的甚至要取出假体，容易导致人工关节的彻底失败。感染的症状一般为患膝关节局部明显疼痛、发热、发红或者有较多的积液。当患者感冒或者其他部位急性感染时，应当给予抗生素预防晚期感染的发生；如果发现患膝局部红、肿或者有"红包"突起时，应当立即到门诊就诊，千万别到当地非专业诊所，以免延误病情或者出现错误的治疗。

（六）坐立难安——髋关节炎的照护要点

1. 为什么会发生髋关节炎

髋关节是人们常说的"大胯关节"，我们的坐、立、起、跳等活动都离不开它，若它出现炎症，我们可就"坐立难安"了。除了年龄、性别、遗传这些不可控因素外，还有哪些因素会导致髋关节炎，引发我们的髋部疼痛呢？

（1）肥胖：体重超重，加重髋关节压力。

（2）外伤：既往有髋关节外伤史。

（3）股骨头坏死：大量使用糖皮质激素和酗酒是导致股骨头坏死的两大病因，容易发展成髋关节炎。

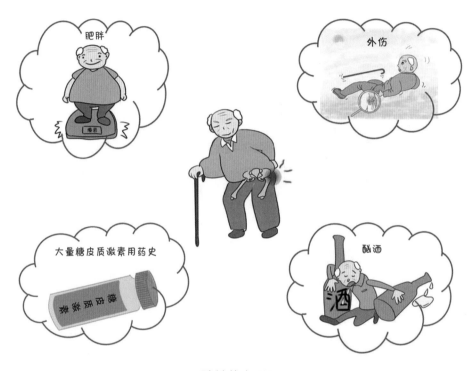

髋关节炎原因

2. 哪些人容易患髋关节炎

（1）50岁以上肥胖的人。

（2）先天性髋臼发育不良的人。

（3）髋部受过外伤的人或有股骨颈骨折、髋关节脱位病史的人。

（4）大量使用糖皮质激素或过量饮酒的人，易发生股骨头坏死，导致髋关节炎。

3. 如何识别髋关节炎

首先重视髋关节,尤其是本身就有肥胖、骨质疏松、外伤等危险因素的中老年人,当髋部出现疼痛、僵硬、活动受限等症状,并且经过休息、理疗等保守治疗都没有效果时,就要去医院就诊了。

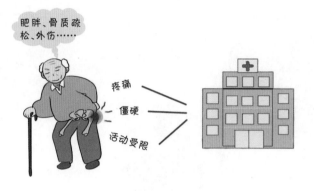

及时就医

4. 如何预防髋关节炎

如果不想让髋关节炎导致的疼痛或其他症状使我们坐立难安,影响我们的生活质量,那么日常生活中就要做好防护,预防髋关节炎的发生。

(1)注意休息:平时髋关节疼痛时,应及时休息,适当减少活动量,避免长时间站立。

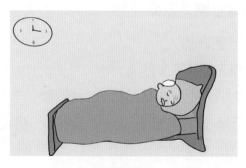

注意休息

（2）控制体重：肥胖者应尽可能减轻体重，缓解病情。

（3）调节饮食：日常生活中可适量进食高钙产品，如牛奶、蛋类、豆制品等；多吃富含维生素 D 的食物，如动物肝脏、蛋黄等。

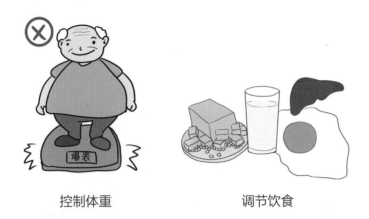

控制体重　　　　　　　　　调节饮食

（4）避免关节受寒与潮湿：冬天要添加衣物，注意关节保暖，夏天开空调要控制温度，注意保护关节。

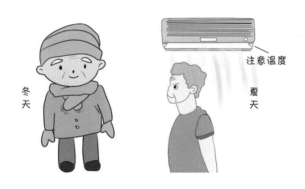

注意保暖

（5）锻炼适度：运动时应循序渐进，锻炼时请务必先热身，不要过度劳累，避免剧烈、过量运动，可以选择游泳、蹬自行车、散步等运动，爬山、走楼梯、下蹲等对髋关节负荷较重的运动应尽量避免。

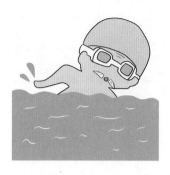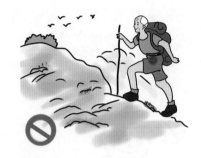

适度锻炼

（6）调整生活方式：避免长时间双腿交叉坐着，久坐后不要急于站起来，先坐着活动一下关节，活动开后再站起来。

（7）戒烟限酒：烟酒是髋关节炎主要的诱发因素。

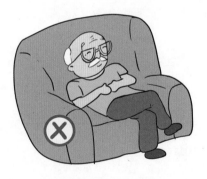

避免双腿交叉坐姿　　　　　　　　戒烟限酒

5. 如何治疗髋关节炎

（1）非手术治疗：适当休息，限制关节活动；减轻关节负重，减轻体重，建议使用拐杖或助行器行走；正规理疗，减轻关节疼痛和肌肉痉挛；使用镇痛抗炎药物，有效缓解、控制疼痛。

（2）手术治疗：保留髋关节手术；全髋关节置换术。

6. 如何进行髋关节自我保健——髋关节保健操

髋关节是我们人体最重要的关节之一，尤其对下肢功能有着举足轻重的作用,因此日常生活中加强髋部肌肉锻炼是非常必要的。

床上保健操三部曲:

(1)弯曲膝盖

① 仰卧,头部枕枕头,弯曲右腿。

② 把双手放在弯曲的膝盖背后,大腿慢慢压向腹部,压至无法再压,维持此姿势 5 秒钟,此时另一条腿贴在地上,不可抬起。

③ 保持 5 秒钟后伸直右腿。此动作左右腿各做 10 次。

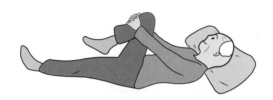

弯曲膝盖

(2)脚向左右拉开

① 把胶带或者胶管拉伸至 70 厘米,并把它固定。

② 仰卧,头部枕枕头,把胶带套在脚踝上,伸直双腿。

③ 维持双腿伸直的状态下,把双脚各向左右拉开,直到无法再拉,维持此姿势 5 秒钟,然后恢复原状,该动作进行 10 次。

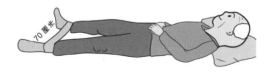

脚向左右拉开

(3)俯卧提脚

① 身体俯卧,在胸部下方放枕头。

② 伸直双脚的状态下,提升左脚,直至无法再提升时,维持此姿势 5 秒钟,再换右脚,该动作左右脚各进行 10 次。

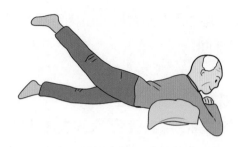

俯卧提脚

7. 髋关节置换术后的康复要点

（1）继续坚持住院期间的功能锻炼，注意逐渐增加活动量，避免活动过量，以防止关节肿胀、积液。

（2）日常生活中，注意纠正不良姿势，防止关节脱位。

① 睡姿：仰卧时不可交叉双腿，健侧卧位时两腿间可夹软枕，防止术后发生关节脱位，术后 3 个月内，患肢内收、内旋禁忌超过中线。

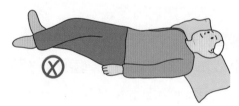

不可交叉双腿

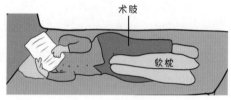

患肢在上，两腿夹枕

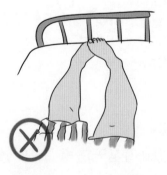

患肢禁止内收、内旋过中线

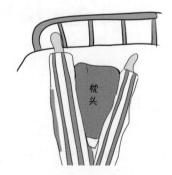

双腿间夹软枕

② 走:上楼时,先抬健肢(好腿),然后再抬患肢(手术侧肢体),最后移动拐杖;下楼时,先移拐杖,再移动患肢,最后移动健肢。

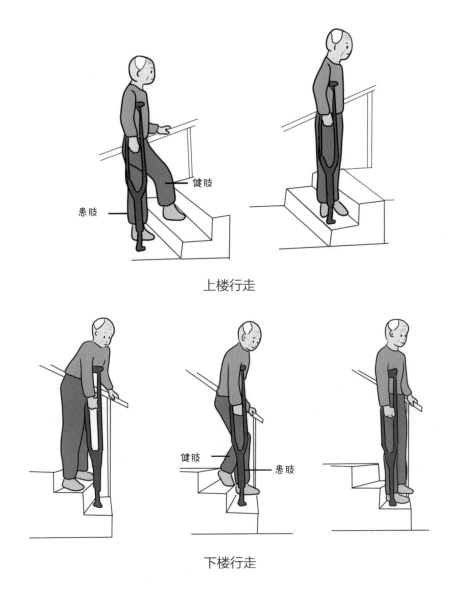

上楼行走

下楼行走

③坐姿:座椅高度适中,不宜过低,坐位时身体不能前倾,不宜盘腿;起立或坐下时,首先伸直患肢,用双上肢在座椅扶手上支撑身体;6周内避免屈髋超过90度。

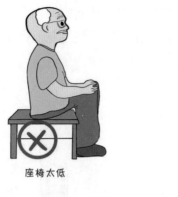

座椅太低

不正确坐姿　　　　　　　　站起时姿势

患肢

④ 脱鞋袜:请别人帮忙或使用鞋拔子,选择不系鞋带的松紧鞋、宽松裤。

⑤ 如厕:使用坐式马桶,可酌情垫高马桶,必要时加扶手,身体先后倾,患肢向前伸直,缓慢坐到坐便器上;切勿使用蹲厕。

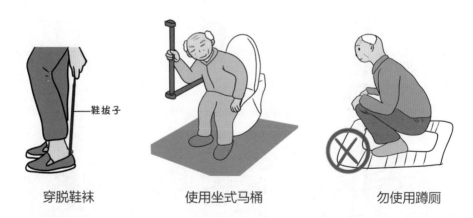

鞋拔子

穿脱鞋袜　　　　　　使用坐式马桶　　　　　勿使用蹲厕

⑥ 起床:应从手术侧离床,保持患侧髋关节伸直不屈曲,健肢负重,患肢不负重。

⑦ 捡物:术后3个月内不能弯腰捡东西,尽量避免下蹲动作。3个月后如确需下蹲拾物,需要用一上肢撑扶于辅助物,先屈健侧髋、膝关节,然后屈患侧膝关节,保持上半身直立,可略微屈患侧髋关节拾物。

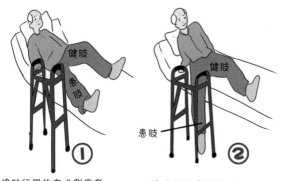
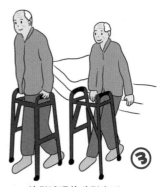

① 将助行器放在术侧床旁，向床边移动身体

② 将术侧腿移到床下，防止术侧髋外旋

健肢

患肢

③ 健侧腿顺势移到床下，将身体转正，扶助行器站立

起床方法

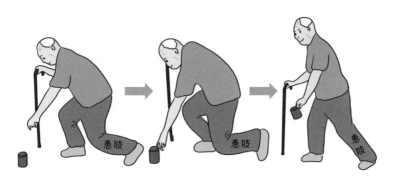

患肢

捡物方法

（3）其他：预防身体各部位的感染，合理饮食，保持大小便通畅，忌烟酒，预防感冒。

（4）定期门诊复查：如有以下问题立即复查：发热、关节或患肢疼痛、红肿、破溃，刀口愈合欠佳，外伤伤及患肢，关节活动欠佳或活动时疼痛，关节活动时有明显的响声。

弃拐时间：术后4～6周内坚持使用拐杖，注意安全，防止受伤摔倒。尽量减少髋关节的压力和磨损，减少剧烈活动。生物型假体在术后逐渐负重,至术后4～6周X线检查没有问题后,在医生的允许下方可完全弃拐;骨水泥型假体术后即可部分负重,患侧肌力恢复后,在医生的允许下才可弃拐,弃拐后可以正常行走。

(七)丑陋的"大踇哥"——踇外翻的照护要点

1. 什么是踇外翻

"我又丑又不温柔"——大踇哥的烦恼。

您是否有这种情况:穿鞋时感到脚趾两侧有拥挤的感觉? 穿高跟鞋时大踇哥总是卡住? 不是大踇哥搭在二踇弟上,就是二踇弟搭在大踇哥身上? 如果有以上几种情况,很可能存在踇外翻,就是第一脚趾没有在正确的位置上,偏到二踇弟那边去了。

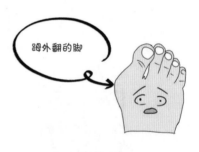

踇外翻的脚

踇外翻

2. 哪些因素会导致踇外翻呢

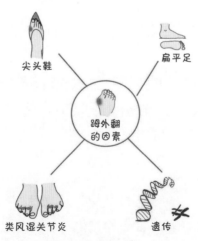

尖头鞋

扁平足

踇外翻
的因素

类风湿关节炎

遗传

踇外翻因素

3. 如何识别跗外翻

如果发生跗外翻，可能出现以下表现：

（1）跗趾在第一个脚趾头与脚面的关节处向外偏斜。

（2）跗趾关节内侧出现骨赘，并受鞋摩擦挤压出现疼痛、红肿等。

（3）第一跖骨疼痛，步行时疼痛加重。

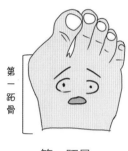

第一跖骨

4. 如何预防跗外翻

早期跗外翻可能只是影响美观，红肿、疼痛等症状可能并不明显，也不影响我们的正常生活，但是如果此时治疗不及时，加上穿鞋不当，可能会导致跗囊炎，这时候跗指跟脚面的内侧就会出现疼痛、红肿、积液，影响正常生活。造成跗外翻的原因包括先天性因素和后天性因素，先天性因素不可控，我们可以从后天性因素上进行预防，降低跗外翻发生的风险。

（1）多活动脚趾，得到最大程度的伸张，促进血液流动。

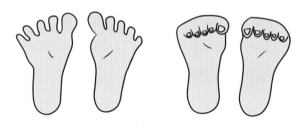

活动脚趾

（2）用热水泡脚后对脚趾进行按摩。

（3）选择适合自己脚的鞋型，尽量不要穿过尖鞋面的鞋，可以选择与它相接近的方头或者大圆头的鞋面，多穿运动鞋，选择鞋底柔软的，如果脚面过宽可以选择大一码，不要选择比自己鞋码小的鞋。

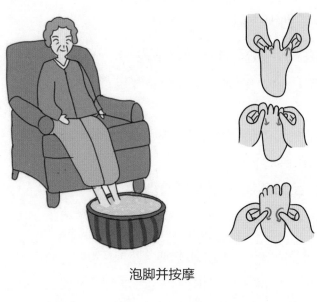

泡脚并按摩

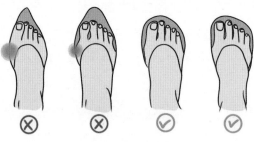

鞋子选择

（4）如果有扁平足、类风湿性关节炎等疾病，要积极治疗，不要因为这些疾病导致踇外翻的发生。

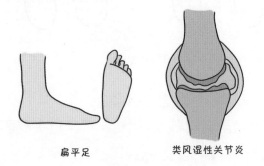

扁平足　　　　　类风湿性关节炎

积极治疗疾病

蹈外翻时畸形与疼痛不成正比，足部疼痛一般是患者就医的主要原因，应采取何种治疗方式，取决于蹈外翻、蹈囊炎等并发症的严重程度。

5. 如何治疗蹈外翻

一般根据疼痛、畸形程度来治疗蹈外翻。早期疼痛较轻者可采用非手术治疗。

（1）穿前部宽大、跟不超过 2.5 厘米的鞋子，按摩、搬动蹈趾向外侧，热敷，休息等。

（2）减轻第一跖骨关节的压力和摩擦，可以在骨突周围放一个软的垫圈。

（3）佩戴矫正器具，如顺趾垫，卡在患足的第一和第二脚趾之间。

（4）使用消炎镇痛药物。

中晚期蹈外翻畸形，疼痛严重患者采用手术治疗，主要目的是减轻疼痛，纠正畸形。

（八）手腕上的小囊肿——腱鞘囊肿的照护要点

1. 什么是腱鞘囊肿

王阿姨最近手腕上长了一个小包，一活动就疼，触碰疼痛加重，有点担心，于是去医院检查，医生说这叫"腱鞘囊肿"，多见于手、脚的

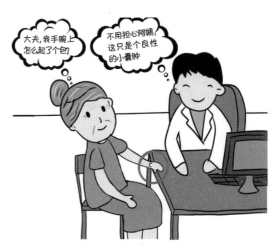

腱鞘囊肿

关节和肌腱部位,外形通常为圆形或椭圆形,大小不一,是一种良性的囊肿,可能与长期慢性劳损有关。

2. 为什么会发生腱鞘囊肿

(1)慢性劳损:关节或肌腱的组织退变、破裂,形成小型囊肿,并逐渐变大。

(2)关节囊或腱鞘存在结构缺陷,液体渗漏至软组织中,从而形成囊肿。

3. 哪些人容易患腱鞘囊肿

(1)患手指骨关节炎者。

(2)关节、肌腱部位曾经受过损伤者。

4. 如何识别腱鞘囊肿

(1)手腕、手、脚踝或脚有明显的肿块。

(2)手、脚的关节或肌腱处有明显的疼痛、无力或活动受限。

5. 如何预防腱鞘囊肿

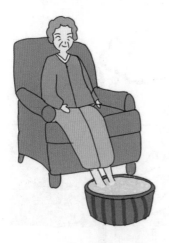

热水洗脚

腱鞘囊肿对我们的健康影响并不大,并且可以预防。

(1)用热水洗手足:在劳累后应用热水对患处进行冲洗,使局部血流通畅,促进血液循环。

(2)运动和自行按摩:劳动后各关节疼痛不适,适时活动关节,并由浅入深进行自行按摩,可以做些温和的手部运动以缓解疼痛。旋转手腕是简单的运动之一。

(3)长时间使用电脑和鼠标,应每小时休息 5 ~ 10 分钟,做局部按摩。

（4）多食水果蔬菜如油菜、青菜、芹菜以及桔子、苹果、梨、山楂等，以补充维生素，均衡营养。

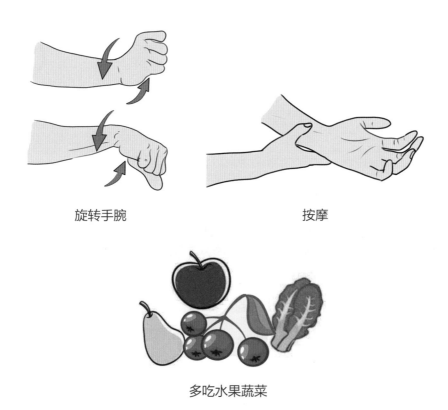

旋转手腕　　　　　　　　　　按摩

多吃水果蔬菜

6. 如何治疗腱鞘囊肿

如果疼痛不明显可以不用处理，囊肿会自行消退。如果疼痛严重，影响手腕活动，可以用注射器抽吸囊液。如果囊肿反复发作，可选择手术切除。切忌自行盲目做以下处理：

（1）用力挤破、用针刺破囊肿，这种方法很可能复发，还会增加感染风险。

（2）用重物压迫或捶打腱鞘囊肿，这会伤害手、脚等部位的组织结构。

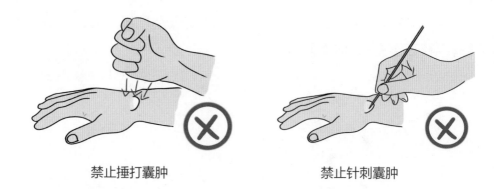

禁止捶打囊肿 禁止针刺囊肿

(九)"沉默杀手"——深静脉血栓的预防和治疗

老年人随着年龄的增长,运动功能下降,外出活动减少,喜欢宅在家中,加上老年人血黏度高,若长时间不活动,如久站、久坐、久卧,就可能导致下肢静脉血栓形成,当血栓从下肢静脉脱落,流到肺部堵塞肺动脉,就形成了肺栓塞,重者可导致死亡,因此把深静脉血栓称为"沉默杀手"。所以人到了一定的年纪,尤其是过了50岁之后,就需要注意血栓的预防了。

1. 什么是深静脉血栓

提起深静脉血栓,大家可能有些陌生,但是提到脑梗死、心肌梗死等这些会致命、致残的疾病时,可能就会恍然大悟!没错,这些疾病的元凶可能是血栓!深静脉血栓是由流动血液在深静脉内异常凝结而成的,可别小看这小小的血块儿,它惹的祸可不容忽视!尤其是堵了心脏、肺、脑等重要地方,后果是轻则致残、重则致命!

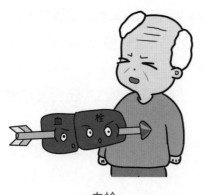

血栓

2. 什么是静脉血栓栓塞症

静脉血栓栓塞症(VTE)是继缺

血性心脏病和脑卒中之后位列第三的最常见血管疾病,包括深静脉血栓形成 (DVT) 和肺栓塞 (PE)。深静脉血栓形成是血液在深静脉内不正常凝结引起的静脉回流障碍性疾病,可发生于全身各部位的静脉,以下肢多见;当血栓从下肢静脉脱落,流到肺部堵塞肺动脉,就形成了肺栓塞,重者可导致死亡。

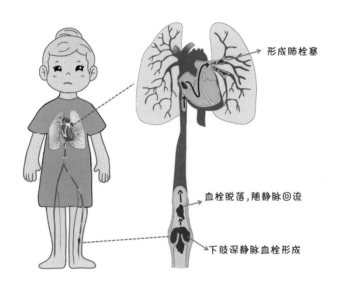

形成肺栓塞

血栓脱落,随静脉回流

下肢深静脉血栓形成

静脉血栓栓塞症

3. 血栓形成的原因

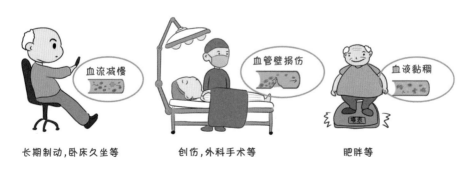

长期制动,卧床久坐等　　　　创伤,外科手术等　　　　肥胖等

血栓形成的原因

4. 哪些人容易得深静脉血栓

老年人（≥60岁）

老年人由于心肺功能衰退，血流速度减慢，易形成静脉血栓

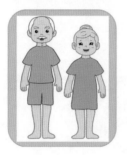

孕妇及产妇

孕妇腹腔压力比一般人大，产妇在产褥期间卧床时间较长、活动量减少，静脉血流减慢，易形成血栓

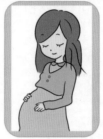

恶性肿瘤患者

恶性肿瘤患者血液比正常人黏稠，血流速度慢，容易发生凝血，形成血栓

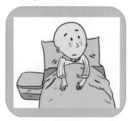

重度创伤患者

重度创伤患者常伴有血管损伤，血小板容易黏附聚集在损伤处，形成血栓

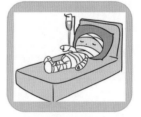

大手术后

进行大手术时通常血管会有损伤，而且手术后需卧床休息，血流速度减缓，易形成血栓

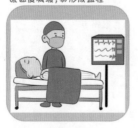

心脑血管疾病患者

心脑血管疾病患者心脏供血功能减弱、全身血流减慢，易形成血栓

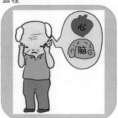

5. 静脉血栓栓塞症有哪些表现

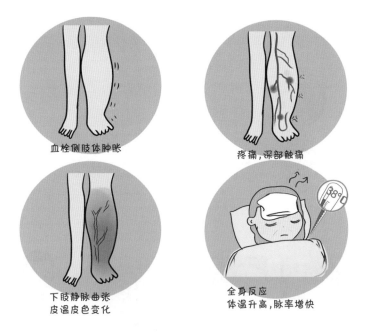

血栓侧肢体肿胀

疼痛,深部触痛

下肢静脉曲张
皮温皮色变化

全身反应
体温升高,脉率增快

静脉血栓栓塞症的表现

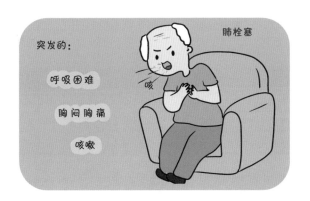

肺栓塞的表现

6. 如何预防静脉血栓栓塞症

(1)基础预防。

（2）物理预防：增加下肢静脉血流流速，消除静脉血流淤滞，有效预防深静脉血栓形成。

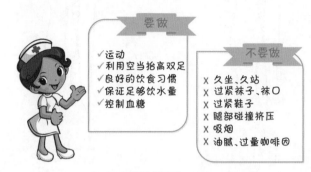

基础预防

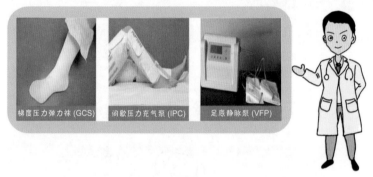

物理预防

（3）药物预防：抗凝药物种类包括肝素、华法林、利伐沙班等，医生会根据您的具体情况给出专业建议，请根据医嘱服药，严格遵医嘱用药！

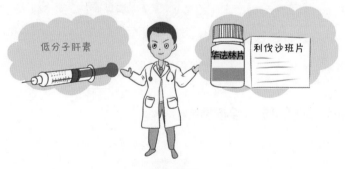

药物预防

7. 发生了血栓该怎么办

深静脉血栓患者卧床很重要

肺栓塞患者急性期2周要绝对卧床休息,严禁挤压、按摩患肢,避免栓子脱落加重病情

深静脉血栓患者的饮食指导

少量多餐,患者应进食清淡、易消化、高纤维素、低脂、富含维生素饮食,如鸡蛋、水果、蔬菜等。少食用油腻、高胆固醇的食物及其他燥热食物

情绪控制很重要

使患者在舒适、安静的环境中,以积极的心态接受治疗和护理

药物治疗

华法林、肝素、溶栓药物

小贴士

当您或您周围的人出现下肢肿胀、不明原因的胸闷气急(特别是没有心脏病的人),如果有长期卧床、外伤、手术及血栓病史等因素,就更要高度警惕静脉血栓的可能了,应及时到医院就诊!可以通过抽血化验、血管彩超、血管造影等明确诊断,并及时治疗,避免严重并发症的发生。

五、做好自我保健，延缓骨骼老化——老年人如何做好骨骼保健

衰老是一种自然规律，如同花谢花开，日出日落，不可避免，我们的骨密度 25 岁前一直在增加，35 岁后骨质开始流失，进入自然老化过程，所以骨骼老化的速度可能远远超乎您的想象，与其惶惶终日，不如坚持科学的生活方式，坚持体育锻炼，做好骨骼保健，促进骨骼再生长，延缓骨骼老化，下面就简单介绍一些日常生活中的骨骼保健方法。

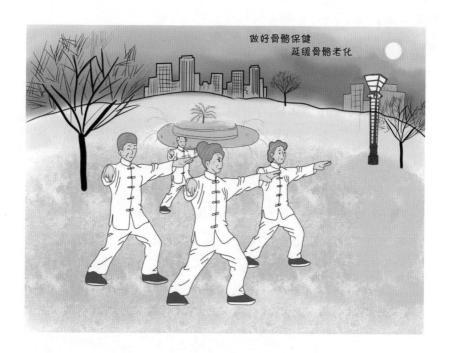

（一）老年人运动锻炼照护要点

1. 运动排班表——老年人如何合理安排运动时间

人人都知一日之计在于晨，可闹钟一响，即使勉强将自己沉重的

身体拖出被窝,身体仍然不受控制似的昏昏欲睡,而晨练有利于提高神经的兴奋性,保持人体活力,早晨活动不太热,而且能让人从睡眠中清醒过来,并维持全天的良好身体状态。躺了一夜,关节和肌肉都比较僵硬,此时打打太极拳,身体也就醒了。早上身体血液相对比较黏稠,所以建议晨起锻炼者不要忘了喝一杯水,稀释一下血液浓度。

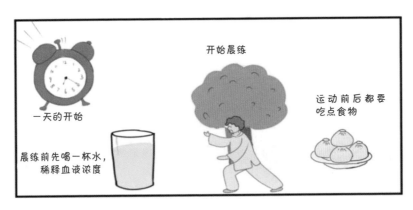

上午——醒醒神

午后的 2 点到 4 点,人体运动能力达到高峰,肌肉承受能力较其他时间高一些,是强化体力较好的时机,不妨来个慢跑,强化一下体力,而且下午锻炼还有助于睡眠。

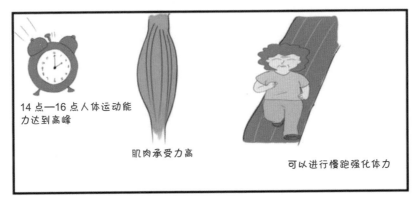

下午——提提神

晚饭1小时后进行适当散步，不仅有利于食物的消化，防止脂肪在人体堆积，又可以锻炼身体，防止肥胖，健美体形，可谓一举多得。晚上人体有氧代谢占优势，各组织器官的代谢产物会在充足的氧供应下，转化为能量而供机体利用，因此在晚上进行体育锻炼，对人体各个组织器官都是大有好处的。但是需要注意的是，睡前 3 ~ 4 小时内运动强度不宜过大，以免神经系统过度兴奋，导致失眠。

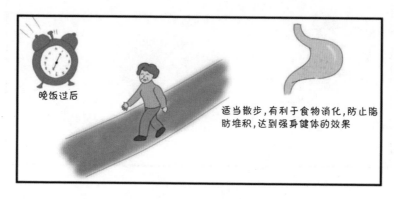

晚上——压压神

2. 好身体走出来——老年人运动锻炼时应注意的要点

生命不息，运动不止，越来越多的老年人开始注重运动养生。老年人身体没年轻人那么强壮，平时做一些缓和性的运动，既可以锻炼身体，又增加生活的乐趣。人体活动受生物钟控制，按生物规律，合理安排运动时间，不但可以保证您一天精气神儿十足，改善体质也会事半功倍。

（1）运动前不要吃得太多，容易增加胃肠道的负担，引起相应的疾病，早上运动结束后记得再吃点早餐。

（2）对糖尿病患者来说，如果空腹或者是高强度晨间运动，相对容易引起低血糖，所以最好晨起锻炼前补充点能量，但也不能吃得太多。

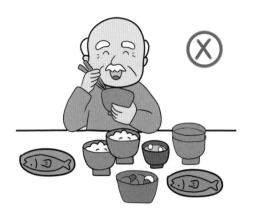

锻炼前勿过多饮食

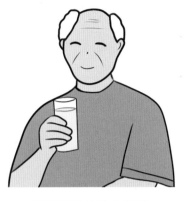

晨起锻炼前补充能量

（3）睡前 3 ～ 4 小时内运动强度不宜过大，以免神经系统过度兴奋导致失眠。

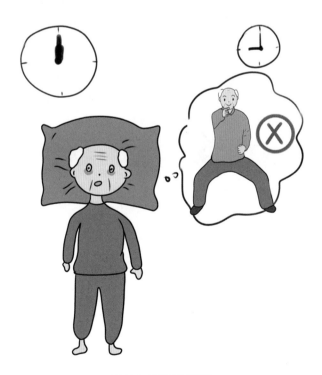

睡前勿高强度运动

（二）老年人走路锻炼技巧

俗话说"饭后百步走，活到九十九"，老年人随着年龄的增长，身体逐渐不适宜跑步、打球等激烈运动，而走路就变成老年人最方便、有效的锻炼方式。同样是走路，有的人越走越健康，有的人却走出了一身的病。不少人看似在卖力地走步锻炼，可实际却陷入了误区，过度关注步数或过量走步，走路姿势五花八门，鞋子太硬都会给身体带来损伤。

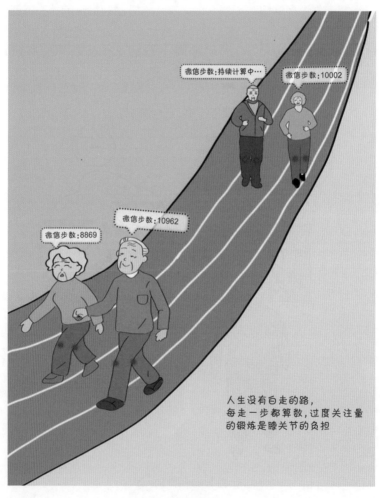

走路锻炼

1. 老年人走路锻炼技巧

老年人每天坚持走路能加快血液循环，还可以在一定程度上降低血脂水平，改善血管条件，有效预防动脉硬化等各种心血管疾病。坚持走路，还能预防骨质疏松。老年人走路锻炼，只有掌握正确的走路方法，注意走路的时机、强度、场地及正确姿势，才能走出健康、走出长寿。

走路的时机：运动前先做 10 ～ 20 分钟伸展运动，最好在餐后半小时至 1 小时，下午运动较好。

走路的强度：每天 4000 ～ 7000 步，走 30 ～ 50 分钟为宜。

走路的地方：要在平地上锻炼，避免坡道、楼梯及爬山。

走路的姿势：不要含胸驼背，要抬头挺胸，不然会使得腰背由于长时间走路变得酸痛。

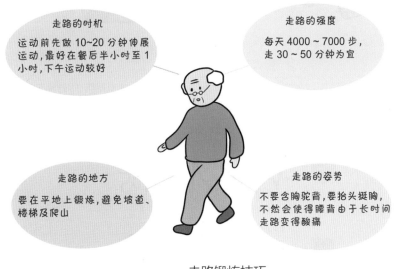

走路锻炼技巧

2. 老年人走路锻炼注意事项

（1）走路的步子不要迈得太大，步子迈太大容易造成肌肉拉伤，冲击力也会增大，膝关节重复做屈曲和伸直动作，造成膝盖损伤。

（2）要循序渐进，老年人不如年轻人那么有活力，一开始每天走6000 ~ 7000 步可能有困难，但是也不要心急，可以先降低步数，循序渐进，每天一点点增加步数，每天的量也不用一次性走完，可以早上、下午、晚上分开进行。

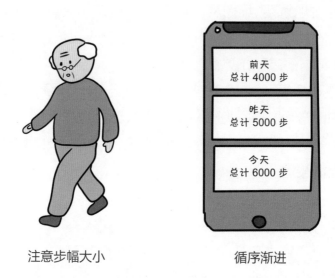

注意步幅大小 　　　　　　　　　循序渐进

（3）运动结束的时候，不要马上停下来不动，应逐渐减缓速度，让心跳恢复平静。

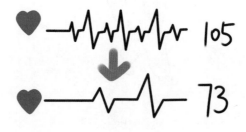

逐渐减速

（4）有心脑血管疾病、骨关节疾病、骨质疏松等疾病的老人最好在医生指导下进行锻炼。

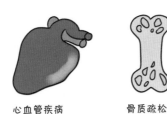

心血管疾病　　　骨质疏松　　　骨关节病

在医生指导下锻炼

(三)伸个懒腰好处多

俗话说"春困秋乏夏打盹儿",工作学习时间长了,总是感觉特别疲乏,这个时候如果伸个懒腰,就会立马感觉全身舒展、神清气爽。伸懒腰是一种伸展腰部、活动筋骨、放松脊柱的自我锻炼方法,可不是偷懒哦。长时间"弯着腰,弓着背"而坐,此时我们的腰、颈、肩部就会紧张、疲劳不适,继而我们身体的顶梁柱——脊柱也会闹脾气,这时伸懒腰可以使腰部肌肉得到活动,这样一伸一缩的锻炼,可以促进腰肌发达,进而有效预防脊柱向前弯曲形成驼背。

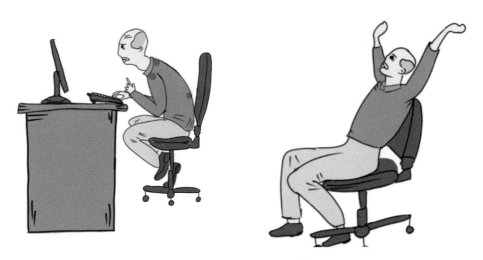

工作学习时间长了,伸个懒腰

1. 伸懒腰的好处

为什么伸个懒腰就会给人瞬间满血复活的感觉呢？

其实道理很简单，您躺在床上一动不动时，血液也会跟着偷懒，停止为身体各部位输送氧气跟营养，这时四肢和大脑的血液含氧量就会降低，还会吵着闹着吃不饱啦！此时若您伸个懒腰，肌肉一收缩，挤压着血液就会动起来，全身的器官和组织就会有大吃一顿的愉悦感，身体就满血复活啦！神清气爽的感觉也是同样的道理，伸懒腰时，由于血液的加快流动，能够使更多的含氧血液供给大脑，使人顿时感到清醒舒适。

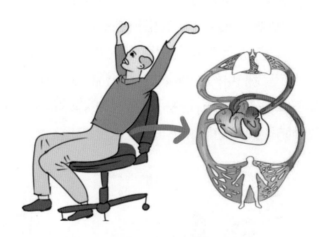

伸懒腰促进血液循环

（1）健美瘦身：长时间伏案办公，保持不动，肌肉就会麻痹，伸懒腰可以拉伸全身肌肉，活动筋骨，促进脂肪的燃烧，达到健美瘦身的目的。

（2）促进新陈代谢：肌肉收缩，挤压血管，血液就会加速干活，各种器官组织吃饱了氧气自然而然会吐出更多的二氧化碳这些废物，促进了新陈代谢。

（3）预防驼背：您伸个懒腰也相当于脊柱做了一下舒展，长时间弯腰驼背把脊柱惹恼了可不是闹着玩儿的，弯着弯着可就直不起来了。

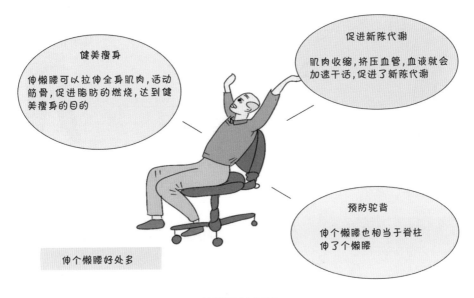

健美瘦身

伸懒腰可以拉伸全身肌肉，活动筋骨，促进脂肪的燃烧，达到健美瘦身的目的

促进新陈代谢

肌肉收缩，挤压血管，血液就会加速干话，促进了新陈代谢

预防驼背

伸个懒腰也相当于脊柱伸了个懒腰

伸个懒腰好处多

伸懒腰的好处

2. 伸懒腰的方法

话不可乱说，腰也不可乱伸！

伸懒腰的好处虽多，可并不是告诉您可以随意伸懒腰，姿势不对，不仅起不到作用，反而会适得其反，甚至拉伤肌肉，下面就教大家伸懒腰的正确方法。

（1）双手扶腰，身体稍向前向后舒展，保持 10 ～ 20 秒，重复 2 ～ 3 次。

（2）双脚分开，拉伸身体侧面，两侧各保持 8 ～ 10 秒，重复 2 ～ 3 次。

（3）双腿分开，缓慢转动上半身，保持 10 ～ 20 秒，重复 2 ～ 3 次。

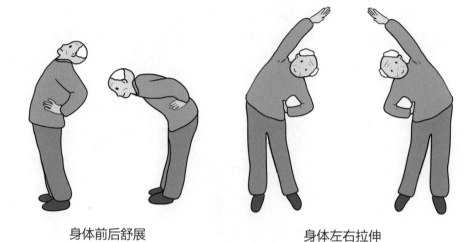

身体前后舒展　　　　　　　　身体左右拉伸

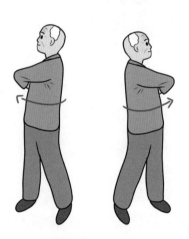

缓慢转动上半身

温馨小贴士

如果您此时正在伏案工作或是躺着玩手机,不如站起来伸个懒腰,给全身的器官和组织都充一下电!

（四）按摩有风险，要按需谨慎

1. 到正规医疗机构按摩

小区门口近日新开了一家理疗馆，打着强筋壮骨、延年益寿、包治百病的招牌，吸引了不少热衷于"保养"的大爷大妈，刘大爷本来就有腰椎间盘突出，医生让回家保守治疗，刘大爷想着正好对症，何不趁着开业优惠体验一把。

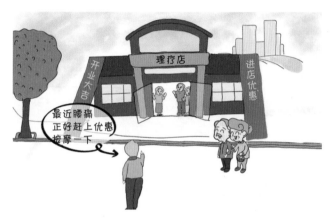

前两天按摩了一下，刘大爷睡得也好了，腰也不疼了，可过了没几天刘大爷腰疼得直不起来了，被迫送入医院，大夫说这次不能保守治疗了，得手术。刘大爷百思不得其解，明明好好的，怎么按了几下就要手术了呢？

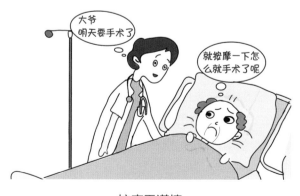

按摩需谨慎

推拿又称"按摩",是中国医学宝库中的一个重要组成部分。作为一种古老的中医外治法,对运动系统、神经系统常见疾病和一些慢性病的治疗效果明显。这些年保健推拿已成为很多人日常休闲放松甚至养身保健的常见措施之一。但是按摩致伤、致残的事情也时有发生,从专业的角度讲,按摩分为两种,医疗按摩和保健按摩,前者由医院提供,后者由各种按摩院、美容院提供。一个合格的保健按摩师需要有专业的按摩技能,掌握各种病症的康复按摩知识,再经过严格考核后持证上岗,但实际情况是,许多保健按摩者是无证上岗,所以按摩有风险,要按需谨慎。

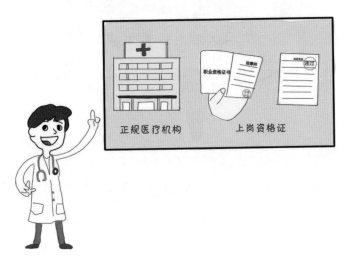

选择正规医疗机构

2. 禁止按摩的情况

(1)颈椎病、腰椎病有明显脊髓、神经根压迫者:推拿按摩易关节错位,加重病情;诊断不明的急、慢性脊髓损伤或伴有脊髓症状者,推拿按摩容易加重病情,严重者可致四肢瘫痪。

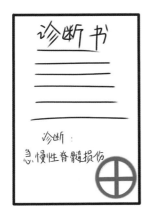
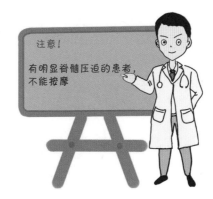

脊髓损伤禁按摩

（2）各种骨折、骨关节结核、骨髓炎、骨肿瘤、骨质疏松患者：推拿按摩可能引发骨折，肿瘤扩散转移，炎症扩散。

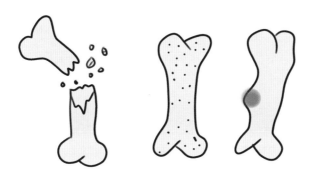

按摩禁忌证

（3）心脑血管疾病患者：推拿按摩可使人体的血液循环速度加快，有诱发心脏病的风险。

（4）皮肤有破溃、出血者：推拿按摩容易使毛细血管扩张，局部血流量增加，导致病灶扩散，加重病情。

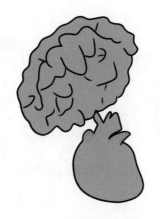

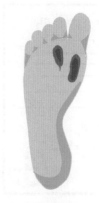

心脑血管病禁按摩　　　　　　　　皮肤破溃禁按摩

（五）做套保健操，转角遇健康

不知大家知不知道"亚健康"这个词的意义，没有疾病不等于健康，慢性疾病是长期积累的过程，当今社会很多人处于亚健康状态，而保健的意义在于，当人处于亚健康状态时就进行抑制，防止亚健康状态转化成疾病。下面就教大家几套保健操，助您远离亚健康。

1. 手指操

动一动手指头就能保健？是的，经常锻炼手指可以促进血液流通，使人的新陈代谢更加活跃，从而达到健身防病的作用。首先，颈椎病患者手指灵敏度降低，手指操可以锻炼手部精细活动，也可协助术后恢复手的良好功能；其次，合理的手部锻炼可以对大脑进行刺激，能够有效地延缓脑细胞衰老和脑功能衰退的进程，起到防止老年痴呆的作用。那就跟我们赶快学起来吧！以下每个动作做 6 遍左右就可以了。

（1）按摩手心：用一只手指腹旋转按摩另只手的手心，持续 1 分钟。

（2）按摩手背：一只手握拳，从上往下按摩另只手的手背，持续 1 分钟。

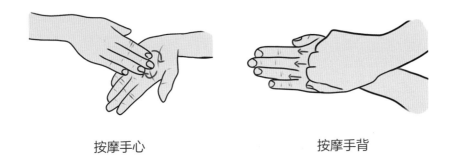

按摩手心　　　　　　　　　　按摩手背

（3）对指：手呈张开状态，按食指、中指、无名指、小拇指的顺序依次与大拇指碰触10次。

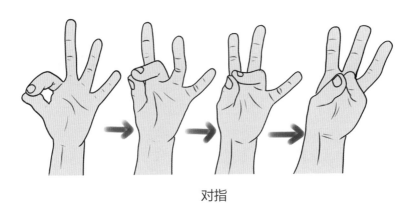

对指

（4）依次握拳：手呈张开状态，按大拇指、食指、中指、无名指、小拇指的顺序依次握拳，动作连贯做10次。

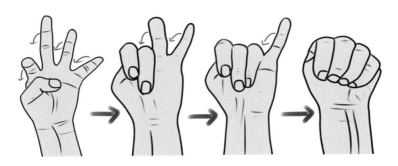

依次握拳

（5）抓手:双手张开,变成半握状态,做 15 次。

（6）双手交叉:双手交叉相握,轻微用力再放松,坚持 1 分钟。

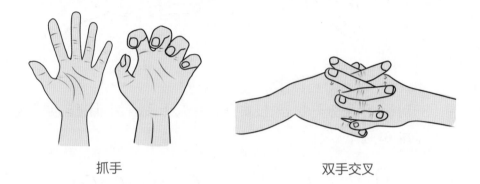

抓手　　　　　　　　　　　　　双手交叉

（7）弹指:握拳,五指迅速弹开,也可依次弹开,做 10 次。

（8）旋转手腕:双手握拳,顺时针旋转手腕 30 秒,再逆时针旋转手腕 30 秒。

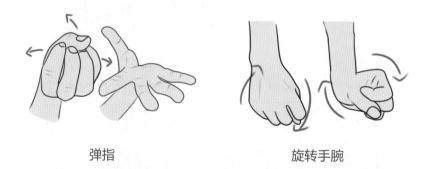

弹指　　　　　　　　　　　　　旋转手腕

（9）拉指:一只手依次捏住另一只手的拇指、食指、中指、无名指、小拇指,轻轻向外拉,双手交替进行。

（10）手指走路:用手的食指和中指像走路一样,交替向前迈出,持续 1 分钟。

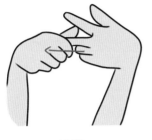
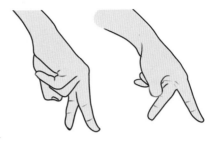

拉指　　　　　　　　　　手指走路

2. 多功能保健操

老年人平时做一些保健操,可以舒缓全身筋骨,还可以打发退休后的休闲时光,这套多功能保健操,简单易学,对老年人的保健是非常有益的。

(1)拍拍手促进血气通畅,预防慢性疾病。

(2)拍肚子助消化,排毒养颜。

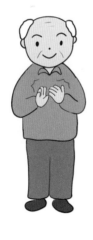
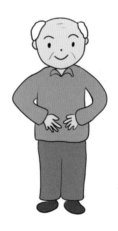

拍手　　　　　　　　　　拍肚子

(3)拍屁股促进经络通畅,预防多种疾病。

(4)前后击掌,改善肩颈不适。

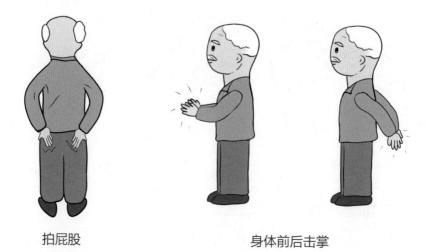

拍屁股 　　　　　　　　身体前后击掌

（5）双手交替拍对侧肩膀，促进血液循环。

（6）双手拍同侧肩膀，改善肩周炎。

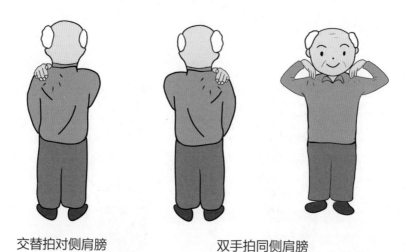

交替拍对侧肩膀 　　　　　　　　双手拍同侧肩膀

3. 强身健体八段锦

八段锦因为简单易学受到很多人的欢迎，尤其是中老年人，并且它不需器械，不受场地限制，是一项很好的强身养身运动，赶紧带动亲朋好友一起练起来吧！

（1）第一式：两手托天理三焦

胸膈以上为上焦，胸膈与脐之间为中焦，脐以下为下焦，两手交叉，拔身腰背，提拉胸腹，活动颈椎，使全身气机流通。

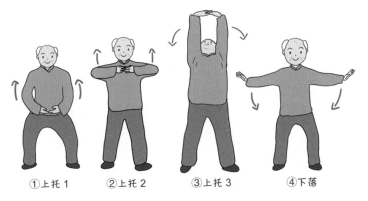

①上托1　　②上托2　　③上托3　　④下落

两手托天理三焦

（2）第二式：左右开弓似射雕

左右手如同拉弓射箭，使长期伏案工作的人群消除肩背部的酸痛不适，并增加肺活量。抒发胸气，消除胸闷，梳理肝气，治疗胁痛。

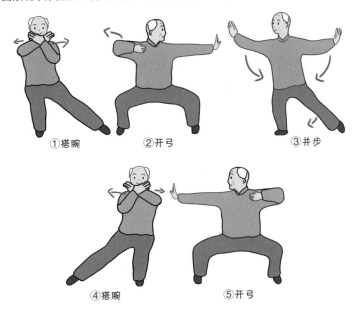

①搭腕　　②开弓　　③并步

④搭腕　　⑤开弓

左右开弓似射雕

（3）第三式：调理脾胃需单举

上肢松紧，配合上下对拉拔伸，牵拉腹腔，按摩脾胃肝胆。对于久坐的人群，可以有助于消化吸收，增强营养。

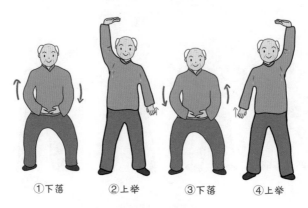

①下落　　②上举　　③下落　　④上举

调理脾胃需单举

（4）第四式：五劳七伤往后瞧

五劳是五脏的劳损，七伤是七情伤害，五劳七伤就像当今社会的亚健康。这一式转头、扭臂挺胸，调整颈椎，刺激胸腺，增强免疫力，去除亚健康。

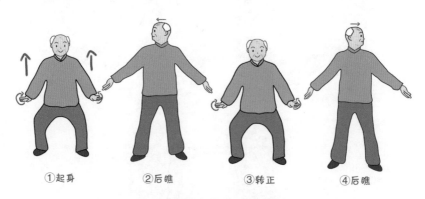

①起身　　②后瞧　　③转正　　④后瞧

五劳七伤往后瞧

（5）第五式：摇头摆尾去心火

上身前俯，臀部摆动，使心火下降，可以消除心烦、口疮、口臭、失眠多梦、小便热赤、便秘等综合征。

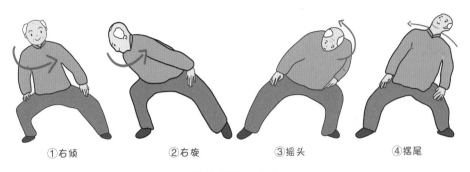

①右倾　　②右旋　　③摇头　　④摆尾

摇头摆尾去心火

（6）第六式：两手攀足固肾腰

前屈后伸，双手攀足，使身体与腰部得到拉伸牵扯，调理腰背的肌肉，强肾健体。

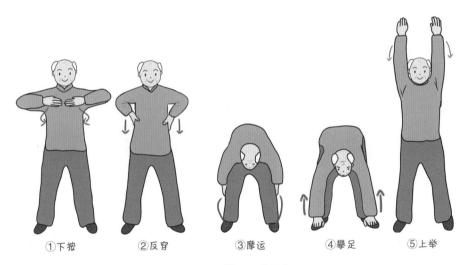

①下按　　②反穿　　③摩运　　④攀足　　⑤上举

两手攀足固肾腰

（7）第七式：攒拳怒目增气力

马步冲拳，怒目瞪眼，均可刺激肝经系统，使肝血充盈，肝气疏泄，强健筋骨，长期静坐的人气血多有瘀滞，因此对该人群尤为适宜。

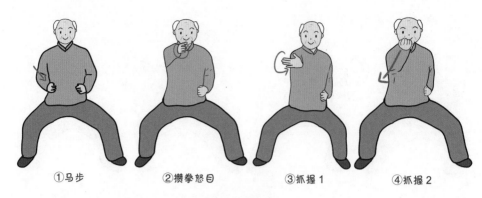

①马步　　　②攒拳怒目　　　③抓握1　　　④抓握2

攒拳怒目增气力

（8）第八式:背后七颠百病消

整套八段锦的收功,动作简单,颠足而立,拔伸脊柱,下落振荡,全身抖动。

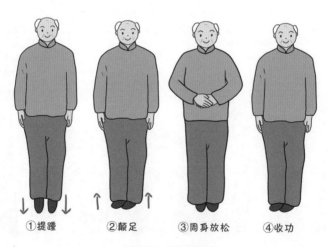

①提踵　　　②颠足　　　③周身放松　　　④收功

背后七颠百病消

六、抛弃固有观念，为骨正名——纠正老年人思想误区

大部分老年人都会存在一些脑海里根深蒂固的传统观念，但很多事实并不是他们想象的样子。这一部分，我们就来辟谣，说明一些运动系统的事实，改变老年人一些不准确或者不全面的固有观念，为"骨"正名。

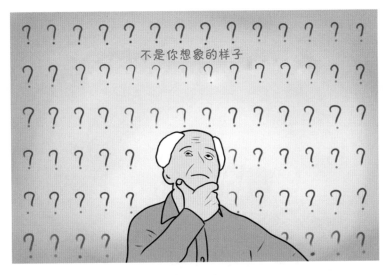

为骨正名

1. 伤筋动骨 100 天不是卧床不动 100 天

骨折是我们生活中常会发生的意外伤害，"医生，我这个骨折休养多少天啊？"这是每个骨科医生都会碰到的问题。相信大部分医生都会简单明确而又通俗地和患者说"伤筋动骨一百天！"。"伤筋"是指肌肉韧带等软组织损伤，"动骨"主要是指骨折。软组织损伤的愈合期为 4 ~ 6 周，骨折的愈合期大约是 3 个月，生活中筋骨经常会同时发生损伤。因此老话说"伤筋动骨一百天"是有一定道理的。

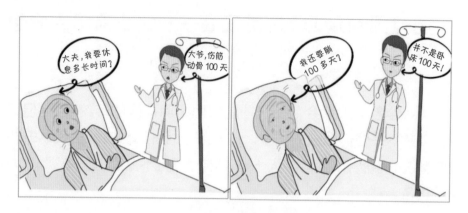

伤筋动骨 100 天

老话虽然说得好,但也害了一些人。很多人抱着静养的态度,躺在床上一动不动,静静地等着百日的到来。结果却发现,骨头长好了,关节却不能动了。

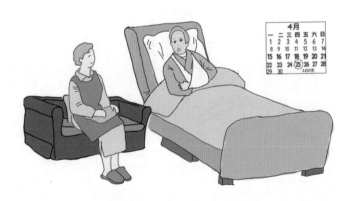

不是卧床不动 100 天

人的骨骼、关节、肌肉、韧带、肌腱等运动系统,要保持正常的功能就必须保持适度的运动刺激。良好的功能来源于适当的功能锻炼,过度的卧床静养会导致伤病肢体的肌肉萎缩、关节粘连、压力性损伤、深静脉血栓、静脉炎、肢体功能衰退等不良后果。积极进行有限地活动,不仅可以促进损伤部位的修复,还可以最大程度减少因长期制动导致的不良后果。因此骨折部位坚强固定,关节早期活动,动静结合,才能早期康复,早期受益。

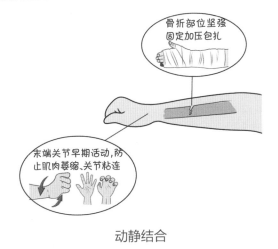

动静结合

2. 腰椎间盘突出是腰椎间盘突出症吗

腰氏家族有一对双胞胎,一个叫腰椎间盘突出,一个叫腰椎间盘突出症,虽然它们如此相像,却真的不是一回事。两者主要区别在于有没有症状。

健康体检时,影像学报告单常常出现"腰椎退行性改变""椎间盘膨出""椎间盘突出"等字样,但您自身没有任何症状,这样的情况就称为"腰椎间盘突出"。

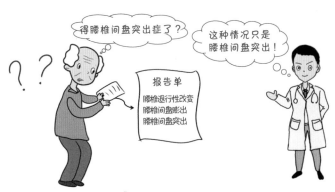

腰椎间盘突出

但若出现腰痛、腿麻、脊柱活动受限、行走不便等症状,需要进一步治疗,就被称为"腰椎间盘突出症"。诊断腰椎间盘突出症是一个非常复杂的过程。患者不舒服的主观感受,医生查体发现的异常体征,再结合影像学检查显示的异常,三者必须全部符合对上了,才能确定是不是真的有腰椎间盘突出症。

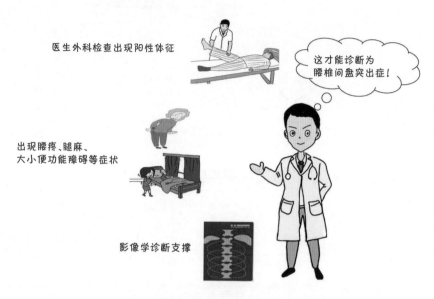

医生外科检查出现阳性体征

这才能诊断为腰椎间盘突出症!

出现腰疼、腿麻、大小便功能障碍等症状

影像学诊断支撑

腰椎间盘突出症

当我们体检做 CT 或磁共振后被告知有腰椎间盘突出,不用太担心,如果没有症状,它就像我们脸上的皱纹一样,突出的椎间盘组织随着时间推移通常会出现萎缩,大多数患者有自行缓解的趋势,因此如果查出腰椎间盘突出,只要没有症状,注意观察随访就行了。

3. 骨刺不是刺

95% 以上的老年人对骨刺并不陌生。一提起"刺"这个词,就会引起人们不舒适的感觉,然而并不是所有的刺都是尖的,例如骨刺,骨刺大部分是块状的、鳞片状的，表面都是光滑的，很少会"扎"在肉里让人有疼痛难忍的感觉，因此，骨刺不是"刺"。

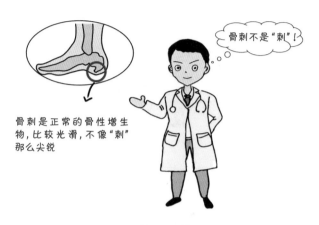

骨刺是正常的骨性增生物，比较光滑，不像"刺"那么尖锐

骨刺不是刺

其实人过了 40 岁以后会长骨刺很正常，就像人老了，脸上就会长皱纹；骨头老了，也会长起一些骨刺。骨刺其实就是骨质增生，医学上称它为"骨疣"。多数骨刺不会导致任何症状，许多患者并不知晓自己有骨刺，有些患者因其他疾病接受 X 线检查时，才知道自己有骨刺。如果骨刺压迫或摩擦其他骨骼或软组织，就可能引起组织肿胀、疼痛和撕裂，还可能导致关节活动受限或神经受压症状。

不同部位的骨刺可能导致不同的症状：

（1）胸腰椎骨刺可导致背部疼痛和僵硬。

（2）颈部骨刺可导致神经受压，出现手脚无力或发麻。

（3）肩部骨刺可摩擦肩袖，导致肌腱炎或肩袖撕裂。

（4）髋部或膝部骨刺可导致关节活动时疼痛，限制关节活动范围。

（5）手指骨刺可导致手指关节突起。

（6）足部骨刺可导致鸡眼和胼胝。

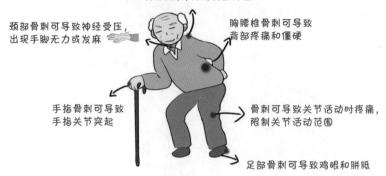

肩部骨刺可导致肌腱炎
或肩袖撕裂,引起肩部疼痛

颈部骨刺可导致神经受压,
出现手脚无力或发麻

胸腰椎骨刺可导致
背部疼痛和僵硬

手指骨刺可导致
手指关节突起

骨刺可导致关节活动时疼痛,
限制关节活动范围

足部骨刺可导致鸡眼和胼胝

骨刺导致的症状

多数骨刺无需治疗,少数可导致疼痛、关节活动受限或神经受压症状的骨刺需要治疗,日常生活中以下措施可以减少骨刺形成的风险:

（1）保持健康体重。

（2）避免过紧或不合脚的鞋子。

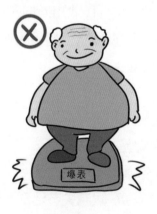

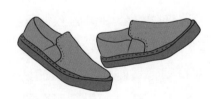

控制体重 　　　　　　　　　　　　鞋子合脚

（3）积极锻炼，保持肌肉强度。

（4）注意工间休息和活动，不要长时间保持同一动作或姿势。

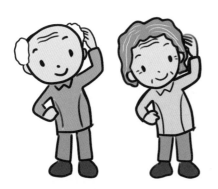

锻炼

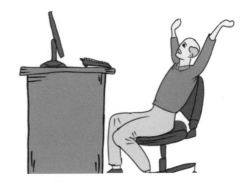
变换姿势

小贴士

如果出现关节肿胀、疼痛、僵硬或活动受限，应前往医院就医。早期诊断和治疗有利于预防或延缓严重的关节损害。

4. 腰不好，睡硬板床 ≠ 睡硬床板

人的一生三分之一的时间花在睡眠上，床的舒适度直接影响睡眠质量，也和人的身体健康息息相关。提起"腰不好睡什么床"，相信很多人的第一反应是要睡"硬板床"，也不知从何时起，何人说的，反正这一观念已经深入人心。有些人费尽周折把自己舒适的床垫换成了硬板床，还有人在床垫上加了个木板。可是睡了硬邦邦的板床后，真的可以"养腰"吗？

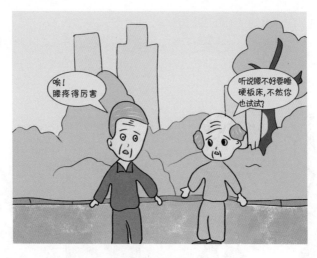

老年人对话

很多人有一个误区，认为硬板床就是硬床、光板床，反正就是越硬越好，有些人还不爱用床垫，直接在床板上铺个褥子。但是长期睡太硬的板床，人体无法维持脊柱正常的"S"形的生理曲线，需要腰背肌肉来帮忙支撑，让脊柱一直僵硬、紧张，腰肌也得不到放松，长期下去反而会造成劳损，加重腰酸背痛等不适。

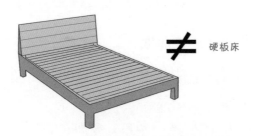

硬板床不是硬床板

睡太硬的床不好，那为什么也不建议睡软床呢？软床缺乏足够的支撑，常使躯干呈弧形，身体中段下陷进去，长此以往，腰肌就会酸胀僵硬，易发生腰肌劳损和骨质劳损，甚至引发脊柱的弯曲或扭曲，产生腰酸背疼的症状并加重。

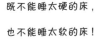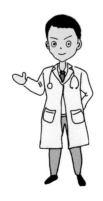

既不能睡太硬的床，

也不能睡太软的床！

医生建议

无论您是普通人还是腰背痛人群，都应该选择硬度适中，不软不硬，有床垫支撑的床，让您睡起来舒服又健康，一觉醒来元气满满。那到底应选择什么样的床垫呢？

（1）床垫软硬适度

选床垫按照3∶1的原则，3厘米厚的床垫手压下去1厘米合适，9厘米的床垫手压下去3厘米合适，以此类推。弹簧床垫比较理想的厚度是12～18厘米。当弹簧因质量问题变形时，会影响承托力，要及时更换。一般来说，普通的弹簧床垫8～10年弹簧弹性就降低了，再好的床垫，15年也该"退休"了。

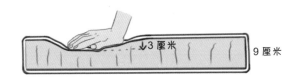

软硬适度

（2）身体贴合度

平躺在床垫上，把手紧贴颈部、腰部、臀下到大腿之间的空隙，手掌能轻松插入空隙说明太软，很难插入说明太硬，刚刚插入说明床垫与人的生理弯曲吻合。再侧身，用同样的方法试一试。床垫是否合适可以根据自身感受来选择,睡到床上后不影响晚上翻身,早上不会因为床垫过于软塌造成起床困难,起床后腰部不会感到僵硬等不适,则是比较适合自己的床垫。

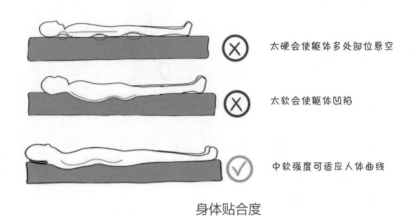

太硬会使躯体多处部位悬空

太软会使躯体凹陷

中软强度可适应人体曲线

身体贴合度

5. 骨质疏松,不能以"钙"而论

很多人的固有思想认为骨质疏松就是缺钙导致的,骨质疏松了补钙就行了,骨科大夫也会经常听到有患者问"大夫,我都吃了这么多钙片,怎么不见骨头硬起来?"或者还会有患者问"我抽血检测显示血钙挺高的呀,为什么还有骨质疏松?"事实上并非这么简单,骨质疏松,不能以"钙"而论。

(1)诊断骨质疏松不能以血"钙"而论——血钙≠骨钙

有必要澄清一下,骨质疏松是指骨头里面的钙含量低,而不是血钙低,这两个完全不是同一个概念,骨质疏松的诊断是需要在医院进行骨密度测定的,根据测定结果可以判断是否为骨质疏松,可不是抽个血化验血钙就可以诊断,这就是为什么有的人血钙高还会骨质疏松的原因,所以诊断骨质疏松不能以"钙"而论。

(2)预防及治疗骨质疏松不能以补"钙"而论

缺钙只是导致骨质疏松众多的原因之一,并且单纯补钙对骨质疏松的预防作用相当有限，钙的吸收障碍、钙代谢障碍也是导致骨质疏松的重要因素。所以补钙之后我们还要想办法促进骨钙吸收，抑制骨钙流失。

> 补钙＋促进骨钙吸收＋抑制骨钙流失
> 才能有效预防骨质疏松

医生建议

6. 按摩能将腰椎间盘突出按回去吗

按摩是腰椎间盘突出症保守治疗的重要方式之一，可以缓解腰椎间盘突出后导致的腰部疼痛等症状；按摩可以缓解突出部位的神经根及周围组织和纤维环的炎症水肿，使得突出的椎间盘相对缩小，改善对神经根压迫，缓解病情。

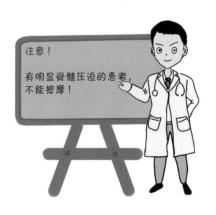

> 注意！
> 有明显脊髓压迫的患者，不能按摩！

但是，需要注意的是，并不是所有的腰椎间盘突出症患者都可以通过按摩治疗。对有明显脊髓压迫的患者，不当的推拿有可能加重脊髓损伤，严重时可造成大小便失禁甚至瘫痪。

椎间盘位于脊柱两个椎体之间，后方被骨头、韧带、肌肉层层阻隔，别说是用手摸了，想用针扎进去到达椎间盘都是极其有难度的，想摸椎间盘，就好比想摸墙里埋着的水管电线，是不可能的。按摩虽然不能把突出的椎间盘"按"回去，但是却可以缓解患者的症状，并帮助改善病情。但是一定要注意，在做按摩前要到正规医院明确诊断，根据医生的指导进行；做按摩的时候，最好能选择正规医院的康复科或其他正规的医疗机构。

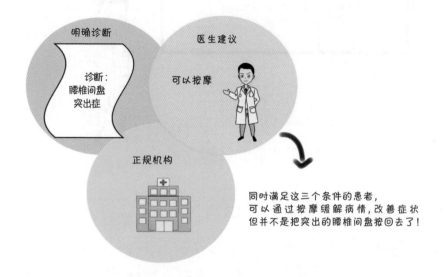

同时满足这三个条件的患者，
可以通过按摩缓解病情，改善症状
但并不是把突出的腰椎间盘按回去了！

7. 做脊柱手术会瘫吗

脊柱，俗称"脊梁骨"，是支撑人体的中枢性骨骼，具有支撑身体、运动、保护神经、保持身体平衡的作用。脊柱上连颅骨，中连肋骨，下连骨盆，一旦脊柱出现问题，会带来颈、肩、胸、腰疼痛及四肢麻木疼痛、活动障碍等。没有脊柱的健康就不能保证正常的生活质量。在保守治疗无效的情况下，脊柱手术可以修复绝大多数脊柱病变，恢复、重建脊柱大部分功能，消除疼痛，提高生活质量。

任何手术都有发生并发症的可能性，脊柱手术也不例外，瘫痪是脊柱手术可能发生的并发症之一，其发生率小于1%，远远低于8.333%过马路被车撞到的概率，因此绝大多数脊柱手术是安全的。

即使并发症,大多数是可通过后期治疗缓解的,长远讲,不会影响手术效果。当然,对于成人脊柱畸形,需要 7 ~ 8 个小时,甚至十几个小时的大手术,并发症的发生概率可能会比较高,但大部分的并发症是可防、可治的。因此只要有手术指征,手术效果是可靠的,患者是会受益的。而且出现瘫痪的情况,一般是病情较重,神经压迫重、压迫时间长,即使不手术,可能也会瘫痪,手术有可能挽救瘫痪,不手术,恢复的机会就没有了。

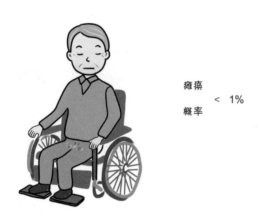

瘫痪
概率　< 1%

脊柱手术致瘫率

8. 做了磁共振就不需要拍 X 线片和 CT 了吗

X 线、CT、MRI(磁共振)是骨科医生常用的检查方法,对疾病的诊断具有非常重要的意义。但是在生活中,经常会有患者或者家属不明白"为什么做了磁共振还拍 X 线片、CT,那不是浪费钱么?"其实这三种检查各有所长,医生会根据不同的病情选择不同的影像学检查。

(1)X 线片:看整个脊柱的序列及生理弯曲,椎体及椎间高度,椎弓、横突、棘突骨折,关节脱位等。

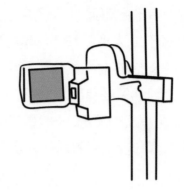

X线主要看外在，
了解骨骼形态，
诊断较明显的骨折，
简便易行，费用低

X线片的特点

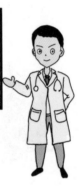

但是X线只能显示照射范围内所有器官
重叠在一起的影子，
不能将各种器官区分开。
骨折情况较复杂时，容易漏诊、误诊

X线片的不足

（2）CT：对骨组织显像更清楚。

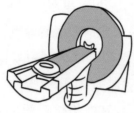

CT是断面成像，就像切面包片，一层一层的显示
出人体结构，对骨组织显像更清楚，可以避免骨头
前后重叠造成的影响，可以清楚地显示出骨折时
碎骨片的位置和形态

CT的特点

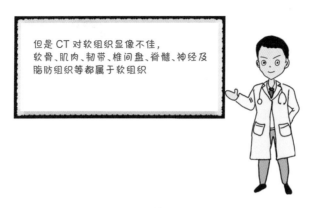

CT 的不足

（3）MRI：对软组织显像更清楚，适合软组织的检查，包括软骨、肌肉、韧带、椎间盘、脊髓、神经及脂肪组织。

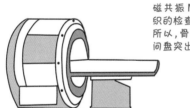

磁共振 MRI 对软组织显像更清楚，适合软组织的检查。
所以，骨折伴发的肌肉、肌腱、软骨损伤、腰椎间盘突出、半月板损伤等，应选择 MRI 检查

MRI

检查费用方面：MRI ＞ CT ＞ X 线。

放射性辐射剂量方面：CT ＞ X 线，MRI 没有辐射。

总之，三者不可相互替代，不是越贵的检查就越能发现问题，就诊时最好听取医生的建议，以便能尽早、准确地发现问题。

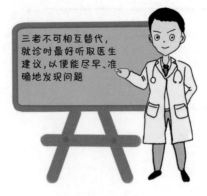

医生建议

9. 膝关节疼痛应该减少活动吗

答案是肯定的。有膝关节问题的老年人应该避免剧烈运动和负重运动,选择对膝关节损伤小的运动。膝关节的存在就是为了帮助人类完成行走和运动的。合理的运动可以增加腿部肌肉的力量和韧带的弹性。中老年人易患膝关节骨性关节炎,膝关节一旦出毛病,很多人就不知道该怎么办了。

膝关节疼痛时,应适当减少运动量,合理选择运动方式

膝关节出现疼痛症状后应减少活动量,深蹲和爬山等活动会诱发和加重病情。膝关节骨性关节炎的中老年人锻炼身体最好采取散步、游泳等方法。

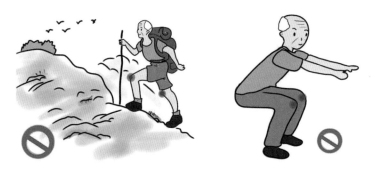

深蹲和爬山等活动会诱发和加重膝关节疼痛，应尽量避免

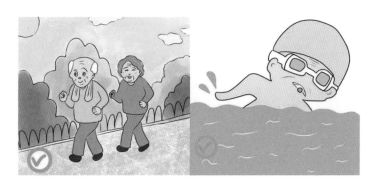

中老年人锻炼身体最好采取散步、游泳等方法

此外，膝关节疼痛还可能是锻炼不当造成的。膝关节劳损导致的疼痛，严重的会发展为骨关节痛。如果您是锻炼不当所致，应适当减少运动强度，打太极拳或做运动时要避免过度屈膝，减少对膝关节的压力。建议您平时可用手指多按摩膝盖周边穴位，如足三里，以及做膝跳反射时敲打的部位，也可以缓解疼痛，起到保健作用。

10. 喝骨头汤能补骨头吗

俗话说"吃哪补哪"，怎么能让骨头快点好起来是每一个骨折患者的心声，所以很多人在饮食上下功夫。家属天天在家熬骨头汤给患者喝，这真的管用么？

单纯想通过喝骨头汤补钙是远远不够的。骨头汤里的主要营养是胶原，多吃胶原对骨折患者是有益的，但是骨折后的 1 ~ 2 周内不宜多吃,过多的脂肪和胆固醇摄入及运动量下降还可能导致体重大幅度飙升,反而加重了关节的负担。

　　骨折以后在饮食上适当补充钙质是非常必要的,因为骨折愈合的过程中钙盐的沉积对骨头愈合非常有帮助。然而骨头汤里的成分是非常复杂的,而且骨头汤里钙的含量是非常低的,经过正常的消化吸收,里面的营养成分基本上同普通饮食没有太大差别。

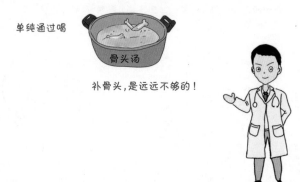

单纯通过喝

补骨头,是远远不够的!

　　骨折后除了补充钙质,还应适当补充锌、铁、锰等微量元素,这些微量元素对骨折恢复有很好的辅助作用。主要存在于动物肝脏、带鱼、鲫鱼、豆制品、鸡蛋、麦片、牛奶等食物中。骨折初期还应以清淡饮食为宜。骨折愈合需要的时间比较长,应安心静养,才能让骨折好得更快。

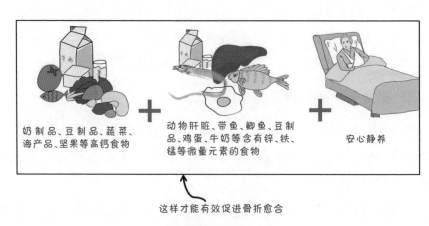

奶制品、豆制品、蔬菜、海产品、坚果等高钙食物

动物肝脏、带鱼、鲫鱼、豆制品、鸡蛋、牛奶等含有锌、铁、锰等微量元素的食物

安心静养

这样才能有效促进骨折愈合

促进骨折愈合方法